100 JOGOS COOPERATIVOS

Eu coopero, eu me divirto

GROUND

livros para uma nova consciência

Christine Fortin

100 JOGOS COOPERATIVOS

Eu coopero, eu me divirto

Tradução: Alice Mesquita

EDITORA GROUND

Título original: Je coopere, je m'amuse – 100 jeux coopératifs à decouvrir, by Christine Fortin

Fotos de miolo: cedidas pela Associação de Campings do Quebec e Acampamentos Diurnos de Bois de Boulogne

Revisão: Tatiana Costa

Capa: Design CRV

Editoração eletrônica: Spress Diagramação e Design

CIP-BRASIL. CATALOGAÇÃO-NA-FONTE
SINDICATO NACIONAL DOS EDITORES DE LIVROS, RJ

F847c

Fortin, Christine
100 jogos cooperativos : eu coopero, eu me divirto / Christine Fortin ; tradução Alice Mesquita. - São Paulo : Ground, 2011. il.

Tradução de: 100 jeux coopératifs à decouvrir, jê coopere, jê m›amuse
Inclui bibliografia
ISBN 978-85-7187-210-3

1. Educação física - Estudo e ensino. 2. Jogos em grupo. 3. Recreação. 4. Brincadeiras. 5. Cooperação (Psicologia). I. Título. II. Título: Cem jogos cooperativos.

11-5098. CDD: 372.86
CDU: 372.86

10.08.11 18.08.11 028814

Gostaria de dedicar este livro a todas as pessoas com quem partilhei momentos de prazer praticando os jogos, assim como a Diane e Bruno, que me deram a inspiração necessária para promover a cooperação na nossa sociedade.

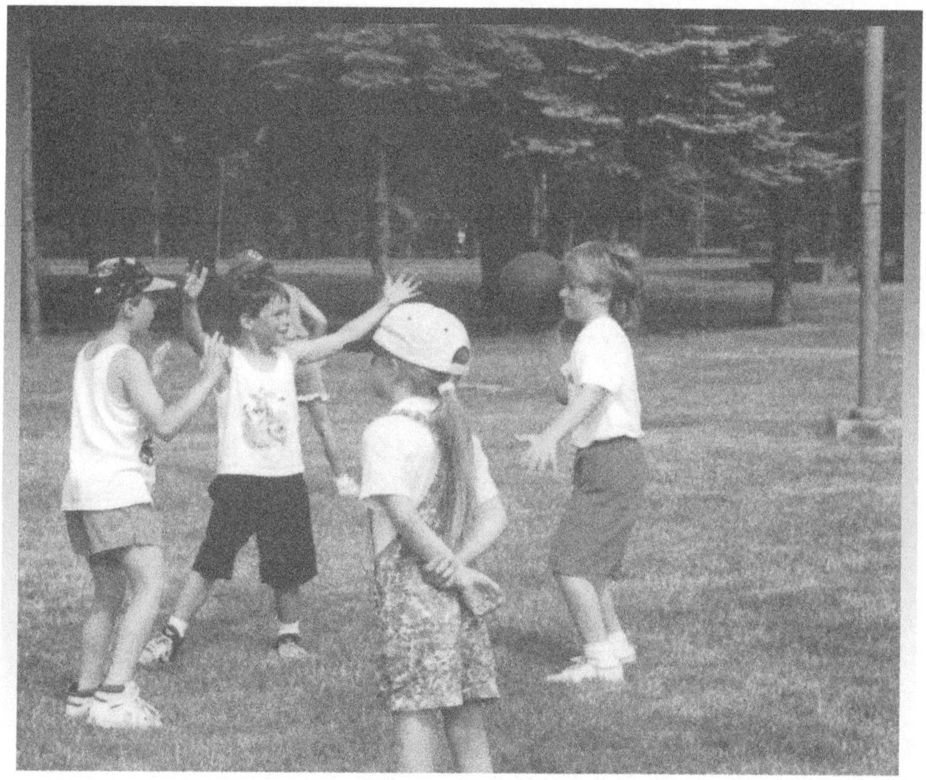

AGRADECIMENTOS

Quero agradecer especialmente às pessoas que me dedicaram apoio constante e que representam um exemplo de cooperação e mérito:

Manon Massé, minha primeira colaboradora em matéria de cooperação, que participou da revisão do conteúdo das atividades;

Pierrette Lafleur, por seu apoio e empréstimo de material de redação;

Anne-Marie Domaradzki, Johanne Fortin e Lucie Morey pela correção dos primeiros esboços manuscritos;

Os 1.100 monitores com os quais tive a oportunidade de trabalhar e praticar os jogos;
os 120 mil jovens e menos jovens com os quais partilhamos estes jogos;
minha família que me permitiu desenvolver o gosto do jogo e do prazer;

Nicole de Sève e Jean-Claude Tardif (CEQ) pelo apoio e críticas construtivas;

Majella St-Pierre, diretor geral da Fundação de Educação para a Cooperação do Quebec e do Conselho da Cooperação do Quebec, que me deu a honra de prefaciar este livro.

PREFÁCIO

A educação cooperativa envolve vários sentidos e realidades diversas. Para o movimento cooperativo esta noção significa, de forma geral, o ensinamento de princípios da cooperação, a história das organizações cooperativas e suas práticas particulares de direção. Para o setor educacional, designa uma estratégia de ensino que propõe um modelo pedagógico baseado na cooperação entre os alunos.

Em ambos os casos, a expressão se refere a um esforço de organização de atividades, sejam econômicas ou pedagógicas, baseado em valores de solidariedade, auxílio mútuo e de igualdade entre as pessoas – independente de sua situação financeira ou qualidades pessoais. O objetivo final são resultados mais satisfatórios para todos, onde se atinge uma situação emancipadora.

Até o presente, a pedagogia cooperativa tem sido utilizada sobretudo em salas de aula. Com a obra 100 Jogos Cooperativos – *Eu coopero, eu me divirto*, a educação cooperativa poderá ser aplicada na recreação, em atividades de lazer, em colônias de férias. Por esta inovação há que felicitar a autora desta obra, Sra. Christine Fortin.

Ademais da coletânea de atividades lúdicas, o uso deste livro terá seu valor integral se vier acompanhado de um ensinamento sobre o sentido da ação, explicitando a regra da vitória para todos. Nestas condições, os jogos cooperativos se tornarão verdadeiramente educativos, além de se tornarem um aprendizado de cidadania.

Agradeço de antemão a todos os que se dedicam a ensinar a vivência dos valores da cooperação nas atividades lúdicas e de lazer. É uma contribuição que, junto com outros domínios de atividades, nos permitirá viver em uma sociedade mais harmoniosa e mais humana.

Majella St-Pierre
Conselho da Cooperação do Quebec

ÍNDICE

Apresentação, 11
Introdução, 13
A cooperação como valor, 13
A abordagem cooperativa como princípio, 14
O jogo: alguns princípios, 14
O jogo: em que circunstâncias?, 15
O jogo: sua dinâmica, 15
O jogo: uma questão de ritmo, 16
A abordagem competitiva em oposição à abordagem cooperativa, 18

Banco de jogos

Eu coopero e travo conhecimento, 21
Eu coopero e entro em contato, 35
Eu coopero e sou ativo, 65
Eu coopero, estou tranquilo e me divirto, 89
Eu coopero usando um paraquedas, 109

Anexos
1- Viva os animais, 113
2- Ficha pessoal, 116
3- Passaporte, 117
4- Como na horta, 119
5- Sons diversos, 120
6- Minhas mensagens, meus tesouros, 123
7- Códigos de transcrição, 125
8- Navegação, 126
9- Esquilo, 128
10- Gente famosa, 129
11- Objetos para os contrabandistas, 130
12- Os mais belos pássaros, 132
13- Polo Norte, 133
14- Sugestões de séries de jogos, 134

Bibliografia, 135
Lista de jogos em ordem alfabética, 136

APRESENTAÇÃO

Para escrever este livro usei como fundamento a vivência dos últimos quinze anos praticando jogos de cooperação, com a finalidade de identificar as referências de prazer, do trabalho em equipe e da cooperação. Além disso, procurei recuperar um pouco dos tesouros folclóricos que ainda povoam as horas de lazer, inspirando-me nas publicações sobre o assunto. Este livro, portanto, reúne uma rica experiência de jogos clássicos e algumas criações.

Concebi este guia tendo em vista as pessoas que trabalham com educação e ensino, formação e animação. Desejava fazer um instrumento prático e fácil de consultar: poucos textos, com enumerações de pontos simples e concisos, dentro do espírito de uma ordem ligada aos jogos cooperativos.

Quanto mais pratico o jogo cooperativo, mais me convenço de que ele convém a todos, desde crianças e adolescentes a adultos e pessoas de mais idade. Um mesmo jogo pode interessar e reunir pessoas de idades variadas. Todos os jogos são suscetíveis de modificações, podendo ser mais lentos ou mais rápidos e usando ou não algum material. As variantes os tornam accessíveis a todos. Faço algumas sugestões sobre variantes mais específicas para os jogos que talvez pareçam mais difíceis.

Neste rol de atividades não há menção sobre os lugares onde os jogos devem ser realizados. De fato, a escolha do local depende do número de participantes, do clima, se feitos ao ar livre, da ocasião, assim como dos objetivos do grupo.

INTRODUÇÃO

Todas as crianças brincam e todos os adultos já foram crianças. Esta é uma máxima usada por muitos autores para descrever a necessidade social e individual de jogar e brincar. Seja jogando cartas, monopólio, xadrez, palavras cruzadas, esconde-esconde, cabracega vendados, bola, dardos, seja desenhando ou praticando qualquer outro jogo, todos gostaram, ou ainda gostam, de se reunir para passar o tempo livre de forma divertida, interessante e instrutiva. Para o adulto, o jogo é antes de tudo uma ocasião para relaxar, socializar e descansar, uma ruptura com o cotidiano. Para as crianças, é uma forma de desenvolver o corpo e o espírito. Segundo Baden-Powell, fundador do escotismo, o jogo é o primeiro grande educador. Ele permite desenvolver o corpo, a capacidade de tomar decisões, o espírito de equipe e a socialização.

Assim, os jogos cooperativos favorecem os trabalhos de equipe, a harmonia, a colaboração e a partilha. Estes valores se opõem aos valores atualmente privilegiados por nossa sociedade, como a competição, o melhor resultado e o elitismo. De forma geral, a cooperação oferece a possibilidade de repensar nosso posicionamento sobre a atividade física, sobre o jogo, e mesmo sobre a vida, visando a participação de todos e o êxito coletivo.

A cooperação como valor

Desde que o mundo é mundo, a humanidade sobrevive porque os seres humanos colaboram e cooperam. A cooperação é portadora de valores de futuro, um meio de se responsabilizar, de estimular a solidariedade e o auxílio mútuo. Ela é importante para os seres humanos; é onipresente ainda que não se saiba reconhecê-la. No entanto, constatamos que podemos conseguir grandes coisas quando somos solidários e visamos o êxito coletivo. Seria a cooperação apenas uma palavra? Não, cooperação é uma forma de ser e fazer, a construção da permanência para as gerações futuras. A cooperação deve seguir seu caminho e se espalhar por todos os setores, começando pela educação: família, escolas, colônias de férias, sindicatos, organizações comunitárias, de lazer e empresariais.

Vamos, portanto, tentar estimular o meio educativo investindo no jogo cooperativo. Mas o que entendemos por cooperação?

Estamos em presença de uma situação de cooperação quando duas pessoas, ou mais, unem seus esforços para realizar um objetivo comum. Uma atividade cooperativa precisa da interdependência dos participantes, que buscam em conjunto atingir um objetivo concreto, como uma etapa de um percurso, com um objetivo abstrato mas não menos gratificante: o partilhar, a troca e a solidariedade.

Terry Orlick* definiu quatro fatores psicossociais que determinam as atividades de natureza cooperativa:

A cooperação?: Este fator compreende a comunicação, a coesão, a confiança e o estabelecimento de relações interpessoais positivas; a palavra chave é o auxílio mútuo.

* *Orlick, Terry.* The coopertative sports and games book, *New York, Random House, 1978, pg 6 e 7.*

A aceitação: Os participantes devem se aceitar tal como são. Este é um dos fatores mais importantes das atividades cooperativas; ninguém é eliminado ou rejeitado pelo grupo.

O engajamento: Cada pessoa contribui para o êxito da tarefa comum de acordo com sua capacidade. Todos por um e um por todos.

O prazer: Os participantes jogam, antes de tudo, para se divertir. Um jogo ou um esporte desprovido de prazer significa que seu verdadeiro sentido foi perdido.

O jogo cooperativo é essencialmente uma atividade de participação onde a competição é limitada ou mesmo eliminada. O que oferece numerosas vantagens, pois permite que os participantes se divirtam sem experimentar a frustração ligada ao fracasso, além de permitir igualmente o desenvolvimento de uma atitude serena diante da vida.

A abordagem cooperativa como princípio

O jogo cooperativo não valoriza unicamente a vitória, como em alguns esportes, mas valoriza sobretudo a solidariedade e o alcance de objetivos comuns. Nos esportes competitivos, o número de participantes diminui à medida que a idade dos participantes avança e o físico conhece limitações. Desta forma, muitas pessoas optam pelos esportes individuais para evitar o sentimento de desvalorização gerado pelo fracasso, sacrificando assim o aspecto de socialização presente nos esportes de equipe.

Então, porque não unir o útil ao agradável, praticando uma atividade física de grupo onde ninguém se sente desvalorizado? Se a cooperação permite atingir múltiplos objetivos através do jogo, como por exemplo a lateralidade, o conhecimento do corpo, a socialização, o prazer e o sucesso em comum, as atividades cooperativas, por princípio, visam desenvolver:

- Capacidade de comunicação;
- Facilidade em confraternizar e partilhar;
- Confiança em relação aos outros;
- Atitudes sociais positivas;
- Sentido de crítica construtiva;
- Capacidade de empatia;
- Partilhar informações;
- Integração ao espírito de cooperação.

O jogo: alguns princípios

Por ocasião da preparação de uma atividade cooperativa, é importante levar em consideração alguns princípios:

- Todos devem se divertir.
- Todos devem vivenciar situações de sucesso.
- Ninguém deve ter habilidades técnicas ou físicas especiais que possam lhe dar vantagens sobre os outros participantes.

- Todo o grupo deve participar ativamente.
- Ninguém deve ser eliminado.
- Ninguém deve ser colocado em evidência.
- Todos devem ganhar.
- Deve-se favorecer os intercâmbios entre os participantes, assim como os gestos cooperativos.
- O limite quanto ao número de participantes é variável e quase inexistente. (Sugerimos em cada jogo um número determinado sem que isto constitua um limite.)
- A atividade deve ser estimulante e, de certa forma, representar um desafio.
- As regras devem ser claras e simples.
- Os limites do local devem ser simples e precisos.

Nota-se que durante o jogo, todas as sugestões de mudança de regras ou normas, se tiverem por objetivo proporcionar maior divertimento, justiça ou segurança, devem ser praticadas e aceitas imediatamente.

O importante é se divertir sem competir; jogar por jogar!

O jogo: em que circunstâncias?

- Na sala de aula;
- Durante a recreação;
- Durante o curso de educação física;
- Como animação de grupos (crianças, adultos, pessoas de idade);
- Encontros com amigos;
- Em uma festa familiar;
- Durante uma festa de aniversário;
- Durante o trabalho;
- Em grandes reuniões, manifestações, colóquios, etc.;
- No início de um curso para facilitar o conhecimento;
- No camping com amigos.

De fato, todas as situações são boas para realizar jogos cooperativos. Portanto, escolha dentre as ações que se seguem aquelas que mais lhe inspiram: jogar para relaxar, divertir-se com amigos, distrair-se, contar piadas, fazer graça, caçoar de situações divertidas, tomar consciência, ganhar um jogo coletivo, rir de si mesmo, chorar de rir, confraternizar, criar laços, gracejar, deleitar-se, felicitar-se, distrair-se, divertir-se, caçoar, festejar, alegrar-se, interpretar, colecionar bons momentos, facilitar, avaliar, gastar energia e, finalmente, jogar por jogar, sem outro pensamento que não seja o de **cooperar**. Se você se encontra em alguma dessas situações, então está na hora de começar a jogar.

O jogo: sua dinâmica

Antes de começar uma animação você tem a responsabilidade de estar bem preparado – preparar o local e a maneira de acolher o grupo, providenciar o material necessário, escolher os jogos e, de acordo com a ocasião, prever uma pausa e servir um lanche. É importante também saber de onde vem o grupo, as razões que motivam sua participação e os objetivos que desejam alcançar.

Quando se anima uma atividade cooperativa é preciso ter consciência do fato de que o jogo serve frequentemente de pretexto para um outro objetivo: o prazer de estar juntos, o aprendizado de um conceito ou assunto, estabelecer ligações, a possibilidade de travar conhecimento antes de começar uma sessão de trabalho, uma grande festa etc.

No jogo cooperativo, o papel da pessoa que anima é determinante, sobretudo no que concerne à sua maneira de projetar os valores ligados à cooperação e de ceder o lugar a todos os participantes. Ela fará toda a diferença na sequência de jogos (série de jogos escolhidos) animando as atividades que respondam aos objetivos reais do grupo. Eis algumas atitudes que você deve cultivar:

- O espírito de cooperação no conjunto de suas intervenções e comentários;
- Humor e imaginação;
- Sensibilidade quanto às necessidades e expectativas do grupo;
- Sentido de responsabilidade;
- Espírito aberto para as sugestões dos membros do grupo;
- Conhecimento e desenvolvimento de seu estilo de animação.

Você deve saber como:

- Atrair a atenção;
- Parar um jogo;
- Modificar ou variar as regras do jogo;
- Mudar de jogo (fazer a transição de um jogo a outro);
- Planejar rapidamente;
- Explicar claramente as regras.

Além disso, você deve:

- Não ter medo de inovar;
- Saber fazer uma avaliação construtiva e positiva, mesmo que a atividade não tenha atingido os objetivos visados;
- Saber pedir ajuda;
- Saber passar sua liderança a um outro condutor do jogo;
- Saber avaliar seu limite de cansaço assim como dos participantes.

O jogo: uma questão de ritmo

Você deve sentir prazer em jogar com os outros.

Muitos especialistas e amadores de jogos dirão que os quinze primeiros e os últimos dez minutos são os mais importantes. São certamente os mais importantes, mas não necessariamente pelas mesmas razões. É efetivamente durantes estes dois períodos que o animador do grupo dá o tom, cria o ambiente e permite que se instale o prazer. É primordial captar a atenção e o interesse das pessoas presentes nos primeiros minutos. O que pode ser feito de várias maneiras, dependendo de sua influência e habilidade, assim como dos objetivos do grupo. Todo bom animador sempre interrompe o jogo antes que percam o interesse.

A curva do jogo

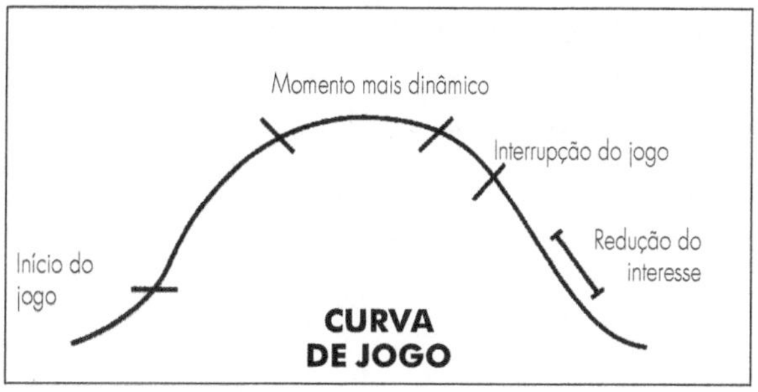

A curva do jogo ilustra o ritmo das atividades. Ela apresenta as sequências mais ou menos intensas sobre o mapa da dinâmica, levando em conta a energia que você e os membros do grupo vão despender, assim como o ritmo no qual tudo vai começar e acabar.

A curva de um jogo que se desenrola e o momento em que deveria parar está ilustrada ao lado.

A curva de animação

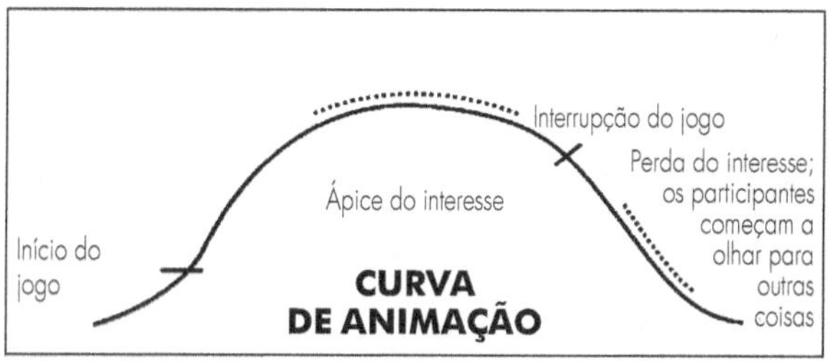

Paralelamente à curva do jogo, deve-se levar em conta a curva de animação. Esta curva pode englobar de cinco a 120 minutos de jogo. O tempo é menos importante do que o ritmo das atividades, o dinamismo e a energia investida.

Ao lado, uma curva geral ilustrando a intensidade de participação dos membros do grupo.

Eis alguns outros exemplos de curvas.

Curva de estimulação rápida

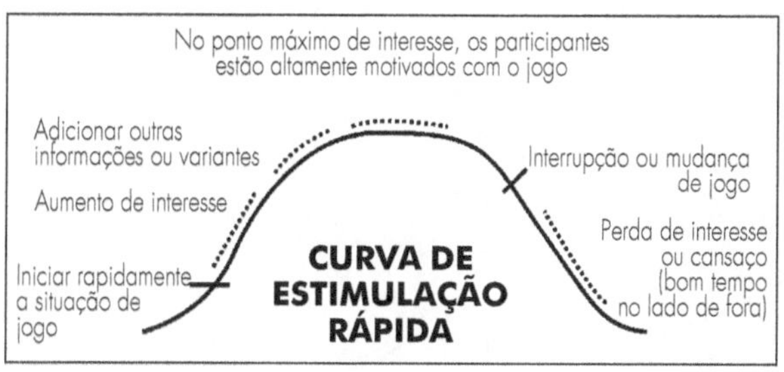

Em primeiro lugar, determinar se é necessário colocar as pessoas rapidamente em situação de jogo. Se for o caso, captar a atenção, dar o menos possível de normas para o primeiro jogo e começar imediatamente. Sempre é possível acrescentar outras regras à medida que o jogo progride.
Para facilitar a tarefa, é preferível resumir as normas em cinco pontos no máximo; o que nem sempre é fácil, porém factível na maioria dos casos.

Curva de ambiente feérico

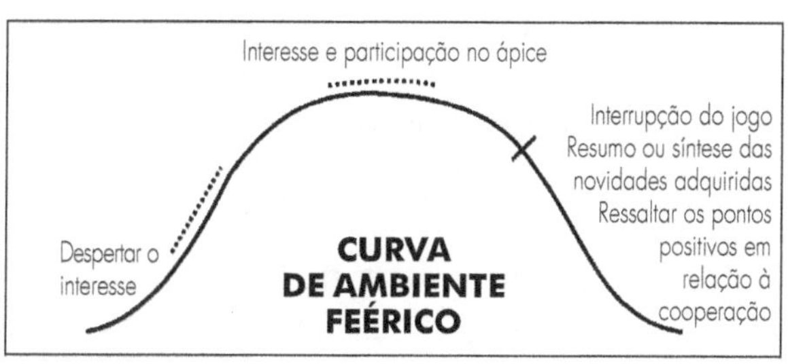

Num segundo momento, pode-se decidir se é oportuno contar uma história para criar um ambiente feérico ou aquecer o ambiente antes de entrar na situação de jogo. Os primeiros minutos são propícios para criar o ambiente desejado, o que acontece frequentemente quando os participantes são pessoas idosas, adultos e crianças de dois a sete anos.

Curva de alternância

Na maioria dos casos, é preciso prever uma curva de esforço físico adaptada ao grupo. Durante um período de uma hora para um grupo medianamente em forma, sugerimos alternar jogos que exijam um esforço físico, como os jogos de perseguição, com outros jogos fisicamente menos cansativos.

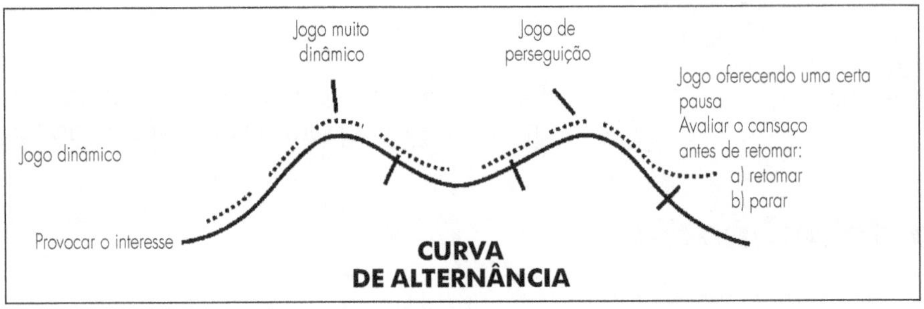

No Anexo 14 encontram-se as sugestões das séries de jogos. Em cada quadro, uma curva de alternância indica a dinâmica e o esforço exigido em cada jogo. Você pode assim criar sua própria sequência de jogos.

Proponho estas curvas como ferramentas suplementares e convido-os a colocá-las em prática em diferentes circunstâncias.

A abordagem competitiva em oposição à abordagem cooperativa

Existem várias maneiras de modificar a abordagem tradicional das atividades. Quatro fatores influenciam a prática de uma atividade:

- A atitude dos participantes;
- O material utilizado;
- O local;
- As regras.

Nos ambientes muito competitivos é possível sensibilizar as pessoas para a cooperação. Eis alguns exemplos, tradicionalmente competitivos, modificados com a intenção de favorecer maior cooperação ou, pelo menos, de eliminar as atitudes orientadas para os resultados.

Bola voadora
Material: bola de praia
Regra: obrigação de fazer três passes

Queimada
Material: bola de futebol

Hóquei no campo
Local: ginásio
Material: bola de futebol

Futebol
Regra: jogar dois a dois de mãos dadas

Futebol americano
Material: disco voador *(frisbee)*

Hóquei de rua
Material: bola oval ou de pingue-pongue

Polo aquático
Regra: nadar de costas
Material: aumentar o alvo

Basquete
Material: bola de basquete com baldes de lixo como cestos

Bilhar
Regra: inserir as bolas em ordem numérica

Resumindo, todos os esportes e atividades podem ser modificados para favorecer os valores cooperativos

Então vamos nos divertir... ao jogo!

50
300

A figura colocada no alto de algumas páginas indica que o jogo pode ser realizado com um grande número de pessoas, que será indicado.

Eu coopero e travo conhecimento

JOGOS SEM MATERIAL

Zip Zap, 24
Nome e apresentação, 26
Bom dia, eu me chamo..., 27
A outra metade, 31
O eco das montanhas, 32

JOGOS COM MATERIAL

Qual é o meu animal?, 23
O cavaleiro dos nomes, 25
O cordão de apresentação, 28
De quem é a voz?, 29
A fronteira, 30
Lá vai...!, 33

50
300

QUAL É O MEU ANIMAL?

Jogo de adivinhação e travar conhecimento

Número	Idade	Duração
De 5 a 50 participantes	A partir de 5 anos	De 15 a 30 minutos

Preparação

- Tirar cópias e recortar o Anexo 1, "Viva os animais" (págs 113, 114 e 115).
- Preparar o material.

Material

- Figurinhas com o nome de um animal e sua respectiva ilustração (uma por pessoa).
- Fita adesiva.

Objetivos

- Aprender o nome dos outros participantes.
- Comunicar-se com seus parceiros.
- Desenvolver a capacidade de dedução.
- Aprender a cooperar.

DESENVOLVIMENTO

Colar o nome de um animal nas costas de cada pessoa.

Pedir aos participantes que passeiem no espaço que você determinou.

Quando duas pessoas se cruzam, cada uma diz o seu nome e deve fazer uma pergunta para tentar descobrir o nome do animal que está colado em suas costas. Cada uma pode fazer apenas uma pergunta. A outra só pode responder sim ou não.

Os participantes circulam assim até descobrir o nome de seu animal e podem abordar a mesma pessoa mais de uma vez.

Uma vez encontrado o nome do animal, continuam andando para ajudar os outros participantes.

O jogo continua até que todos conheçam o nome do animal escrito em seu papel.

Exemplo

Antonio passeia e encontra Juliana. Eles se apresentam. Antonio pergunta a Juliana: "Eu vivo dentro da água, Juliana?" Ela responde: "Não, Antonio, você não vive na água". Juliana, por sua vez, pergunta: "Eu possuo penas, Antonio?" Ele responde: "Sim, Juliana, você possui penas".

Em seguida, os dois continuam caminhando separadamente, indo ao encontro de outras pessoas e fazendo outros tipos de perguntas, até descobrir o nome do animal colado em suas costas.

Variante Substituir o nome de um animal por um nome de celebridade (anexo 10, "Gente famosa") ou por um som (Anexo 5, "Sons diversos").

40
300

ZIP ZAP

Jogo de conhecimento

Número	Idade	Duração
De 6 a 40 participantes	A partir de 5 anos	De 15 a 30 minutos

Preparação

- Nenhuma.

Material

- Nenhum.

Objetivos

- Memorizar os nomes e as instruções.
- Aprender o nome dos outros participantes.
- Exercitar o sentido de lateralidade.

DESENVOLVIMENTO

Os participantes formam um círculo e você se posiciona no meio do círculo.

Com o dedo indicador, aponte para uma pessoa e diga: "Zip"ou "Zap".

Quando disser "Zip", a pessoa designada deve dizer o nome do parceiro da direita.

Quando disser "Zap", ela deve dizer o nome do parceiro da esquerda.

Se o nome estiver correto, aponte para outra pessoa e a atividade continua.

Se não estiver correto, a pessoa que se enganou toma o seu lugar no centro do círculo.

Quando a pessoa do centro disser "Zip Zap", todo mundo deve mudar de lugar.

A atividade termina quando todos conhecem o nome dos companheiros.

Variantes Em lugar do nome, dizer a cor da roupa.

Se os participantes já se conhecem bem, nomear uma qualidade da pessoa.

Inverter "Zip" e "Zap".

30
200

O CAVALEIRO DOS NOMES

Jogo de conhecimento

Número	Idade	Duração
De 5 a 30 participantes	A partir de 5 anos	De 15 a 30 minutos

Preparação

- Providenciar o material.

Material

- Um bastão comprido para servir de espada.

Objetivos

- Exercitar-se em replicar rapidamente.
- Aprender o nome dos outros participantes.

DESENVOLVIMENTO

Os participantes formam um círculo, sentados, com as pernas esticadas em direção ao centro.

Um dos participantes é designado como o "cavaleiro dos nomes".

O cavaleiro pega a espada e se coloca no centro do círculo.

Seu objetivo é de tomar o lugar de alguém que está sentado.

Para começar o jogo, qualquer pessoa diz o nome de outro participante.

O cavaleiro deve tocar levemente com a espada os pés da pessoa nomeada, antes que ela diga o nome de outro participante.

Se conseguir, ele toma o lugar desta pessoa que, por sua vez, se torna o cavaleiro.

Se não conseguir, continua como cavaleiro.

O jogo prossegue sempre com o último cavaleiro.

Variante Substituir a espada por um balão ou uma bola.

NOME E APRESENTAÇÃO

Jogo de conhecimento

Número	Idade	Duração
De 5 a 30 participantes	A partir de 5 anos	De 15 a 30 minutos

Preparação

- Nenhuma.

Material

- Nenhum.

Objetivos

- Familiarizar-se com os outros participantes, aprendendo seu nome e tomando a palavra.
- Coordenar os movimentos no ambiente.
- Desenvolver a memória.

DESENVOLVIMENTO

Os participantes formam um círculo, sentados ou em pé.

Cada membro do grupo, um de cada vez, diz o seu nome.

Depois, uma pessoa do grupo dá um passo em direção ao centro do círculo, faz um gesto que seja fácil de imitar dizendo simultaneamente o seu nome e volta ao seu lugar.

Todos os outros membros do grupo imitam o gesto e o nome.

A pessoa seguinte faz como a primeira, porém, fazendo um gesto diferente.

O resto do grupo imita seu gesto, seguido do gesto da primeira pessoa. O jogo continua assim até que todos tenham tido sua vez.

Pode-se recomeçar de acordo com o tempo disponível e com o objetivo do grupo.

Variante Em lugar de um gesto fazer uma careta, uma reverência original etc.

BOM DIA, EU ME CHAMO...

Jogo de adivinhação e para travar conhecimento

Número	Idade	Duração
De 5 a 50 participantes	A partir de 7 anos	De 15 a 30 minutos

Preparação

- Nenhuma.

Material

- Nenhum.

Objetivos

- Aprender o nome dos outros participantes.
- Esconder a regra do jogo o maior tempo possível.
- Desenvolver a capacidade de dedução.

DESENVOLVIMENTO

Os participantes podem ficar sentados ou em pé, formando um círculo.

Cada participante, na sua vez, diz seu nome e cita um objeto.

A regra secreta do jogo é que tanto o nome quanto o objeto citados devem começar pela mesma letra.

Depois de cada participante, você deve dizer se a pessoa conseguiu descobrir o nome e a regra secreta.

O jogo termina depois que todo mundo compreendeu qual era a regra secreta do jogo.

Variantes Determinar como regra secreta que o nome do objeto deve rimar com o nome da pessoa, ou comportar o mesmo número de letras, ou ser acompanhado de um gesto etc.

Jogar uma bola para a pessoa da vez.

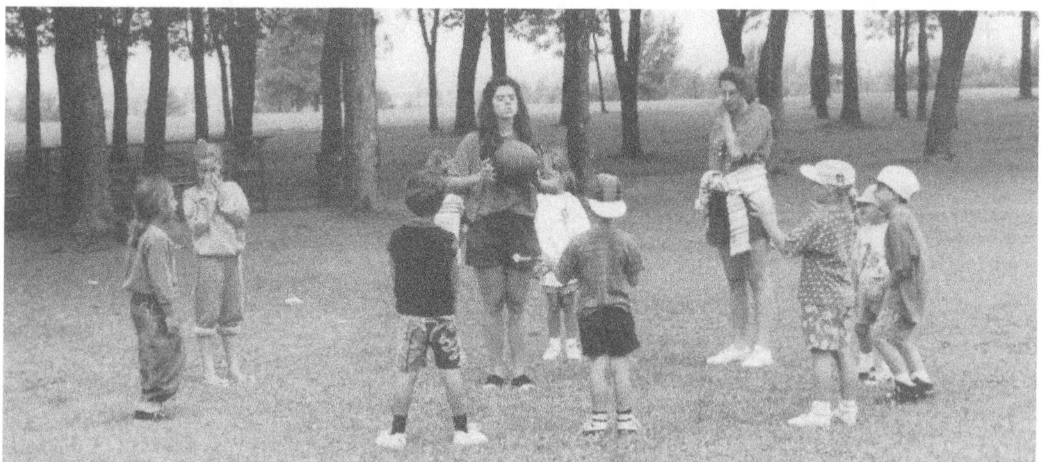

O CORDÃO DE APRESENTAÇÃO

Jogo de conhecimento

Número	Idade	Duração
De 5 a 25 participantes	A partir de 5 anos	De 15 a 30 minutos

Preparação

- Providenciar o material.

Material

- Um rolo de cordão de barbante (ou um rolo de lã).
- Tesouras.

Objetivos

- Aprender a conhecer seus parceiros.
- Coordenar gesto e palavra.
- Falar diante de um grupo.

DESENVOLVIMENTO

Os participantes se colocam em pé, formando um círculo, ou se sentam em volta de uma mesa.

Pedir a cada pessoa para cortar um pedaço de cordão.

Quando todos já tiverem seu pedaço de cordão, um participante se apresenta (dizendo seu nome, qualidades, atividades, passatempos etc.) aos outros, enquanto enrola lentamente seu cordão em volta do indicador. Quanto mais longo for o cordão, mais longa deve ser a apresentação.

A ronda continua até que todos tenham se apresentado.

Aproveitar a ocasião para brincar com os que pegaram um cordão muito longo.

Variante Em vez de se apresentar, inventar uma história coletiva que continue de uma pessoa para outra segundo o comprimento dos cordões de barbante.

DE QUEM É A VOZ?

Jogo de conhecimento

Número	Idade	Duração
De 5 a 20 participantes	A partir de 5 anos	De 30 a 90 minutos

Preparação

- Gravar a voz dos participantes enquanto dizem coisas engraçadas (com duração de 30 a 60 minutos).
- Providenciar o material.

Material

- Gravador.
- Folha de papel e lápis para cada pessoa.

Objetivos

- Reconhecer a voz de seus parceiros.
- Comunicar-se com seus parceiros.
- Aprender o nome dos outros participantes.

DESENVOLVIMENTO

O grupo se senta, formando um círculo.

Os participantes escutam a gravação e tentam descobrir quem fala.

Todos escrevem suas respostas nas folhas de papel.

As crianças que não sabem escrever podem dizer suas respostas em voz alta.

Variantes Adivinhar o nome das pessoas do grupo.

Gravar a voz de personalidades políticas ou artísticas, músicas de filmes, vozes de animais, meios de transporte, ruídos de água etc.

A FRONTEIRA

Jogo de conhecimento

Número	Idade	Duração
De 10 a 30 participantes	De 5 a 10 anos	De 10 a 30 minutos

Preparação

- Tirar cópias do Anexo 3 "Passaporte", (págs 117 e 118) e montar o passaporte.
- Dispor a sala de forma a criar um escritório de alfândega.
- Montar os materiais.
- Preparar as perguntas que se referem à segunda atividade prevista.

Material

- Passaporte para todas as pessoas.
- Mesa de passaportes com lápis, papel, tinteiro e carimbos.

Objetivos

- Preparar-se para participar de uma segunda atividade.
- Vivenciar as noções de alfândega e fronteiras.
- Iniciar-se nas noções de geografia.

DESENVOLVIMENTO

Distribuir um passaporte para cada pessoa e designar um ou vários funcionários alfandegários dentre os participantes.

Cada pessoa preenche seu passaporte. Os participantes passam pelo "Guichê dos Passaportes" para carimbá-los.

O funcionário alfandegário faz as perguntas de praxe: "De que país você vem?", "Para onde vai?", "Por quanto tempo?", "Onde nasceu?", "Qual a sua nacionalidade?", "Algo a declarar?", assim como outras perguntas relativas à segunda atividade. Depois diz: "Até breve!"

Em seguida, carimba o passaporte.

No retorno, passam novamente no "Guichê dos Funcionários Alfandegários" para apresentar o passaporte antes de partir.

A OUTRA METADE

Jogo de conhecimento

Número	Idade	Duração
De 5 a 40 participantes	A partir de 5 anos	De 10 a 30 minutos

Preparação

- Tirar cópias do Anexo 2, "Ficha pessoal" (pag 116).

Material

- Uma ficha pessoal para cada um dos participantes.

Objetivo

- Experimentar estratégias e velocidade.
- Aprender a se movimentar no ambiente.
- Aprender a memorizar informações.

DESENVOLVIMENTO

Os participantes se dispersam no espaço determinado.

Uma das pessoas está encarregada de "pegar" os outros, tocando-os. Para evitar isto, os participantes se juntam em pares. Neste momento, trocam uma informação pessoal (nome, atividade ou hobby, fobia, cor preferida etc.). A troca de informações deve durar no máximo dez segundos.

Depois da informação, os participantes devem mudar de par e, ao mesmo tempo, evitar ser pegos. A pessoa que for pega, por sua vez, deve procurar pegar outro participante.

Variante Depois de jogar durante algum tempo, convidar os participantes a preencher uma ficha pessoal com as informações colhidas de seus pares.

O ECO DAS MONTANHAS

Jogo de conhecimento

Número	Idade	Duração
De 10 a 50 participantes	A partir de 5 anos	De 10 a 25 minutos

Preparação

- Nenhuma.

Material

- Nenhum.

Objetivos

- Travar conhecimento com os outros participantes.
- Divertir-se com as vozes.
- Memorizar informações.

DESENVOLVIMENTO

Os participantes se sentam em círculo.

Comece o jogo dizendo alto seu nome.

Imediatamente, a pessoa à sua esquerda repete seu nome a quem está à esquerda, que o repete por sua vez quem está à esquerda e assim sucessivamente.

Desta maneira, seu nome faz a volta do círculo rapidamente como se fosse repetido por um eco.

Quando chegar novamente a você, repita seu nome para a pessoa à sua esquerda, que o repetirá à pessoa à esquerda acrescentando o seu próprio nome. Agora são dois nomes que viajam em eco.

Você pode se aventurar a acrescentar o nome de cada pessoa do grupo.

Boa sorte. Muito boa sorte...

Variante Utilizar nomes de animais (Anexo 1 "Viva os animais"), sons (Anexo 5 "Sons diversos), ou nomes de pessoas (Anexo 10 "Gente Famosa") para realizar o eco.

Fazer uma outra volta tentando aumentar ou diminuir a velocidade de transmissão.

LÁ VAI...!

Jogo de conhecimento

Número	Idade	Duração
De 6 a 30 participantes	A partir de 5 anos	De 10 a 30 minutos

Preparação

- Providenciar o material.

Material

- De 3 a 5 bolinhas (de papel ou algum outro material improvisado).

Objetivos

- Travar conhecimento.
- Desenvolver a agilidade de lançar objetos.
- Agir em sinergia com os outros.
- Rir muito.

DESENVOLVIMENTO

De pé, os participantes formam um ou vários círculos.

Uma pessoa fala o seu nome e joga uma bolinha para alguém do círculo que, por sua vez, joga a bolinha para uma terceira pessoa enquanto diz seu nome, e assim sucessivamente. Lançar sempre a bolinha para pessoas diferentes.

Quando todas as pessoas do círculo tiverem recebido a bolinha, fazendo o mesmo percurso, jogar também uma segunda bolinha, depois a terceira e assim sucessivamente.

Variantes Seguir o mesmo procedimento, porém integrando objetos de tamanho e texturas diferentes.

Usar uma bola colorida quando as pessoas têm deficiência visual.

Eu coopero e entro em contato

JOGOS SEM MATERIAL

A cadeira, 40
O pião louco, 41
A fábrica de sapatos, 44
De pessoa a pessoa, 47
O pião, 48
O carrossel, 49
O pescador, 50
De um a dez, 51
A garrafa de boliche, 53
A esteira rolante,54
O lobo e o cordeiro, 55
Estátuas que se movem, 56
Lado a lado,57
De braços dados, 58
Pontos de apoio, 60
Impulsos, 61
O trem-serpente, 62
O nó humano, 63

JOGOS COM MATERIAL

A dança dos balões, 36
Os aros musicais, 37
O salvamento cósmico, 38
A ameba, 39
Os cangurus, 42
Os tubarões, 43
As três garrafas de boliche, 45
Vrum! Vrum!, 46
O motorzinho, 52
Os quatro cantos, 59

50
1000

A DANÇA DOS BALÕES

Jogo de montagem e movimentos

Número	Idade	Duração
De 5 a 50 participantes	A partir de 4 anos	De 10 a 45 minutos

Preparação

- Encher os balões.
- Escolher a música e providenciar o material.

Material

- Balões (um por pessoa).
- Música animada.
- Aparelho de som.

Objetivos

- Explorar o espaço do ambiente.
- Divertir-se com os balões.
- Coordenação de movimentos.

DESENVOLVIMENTO

Distribuir um balão para cada pessoa.

Quando a música começar a tocar, os participantes jogam os balões para o alto e tentam mantê-los no ar durante todo o tempo em que a música tocar. Só param quando a música cessar.

Para terminar o jogo, parar a música e pedir aos participantes que formem pares colocando um balão entre eles, que seguram com a barriga, tentando arrebentá-lo dando um abraço. Ou podem arrebentar os balões pisando em cima deles.

Também podem decorar o ambiente usando os balões.

OS AROS MUSICAIS

Jogo de perseguição

Número	Idade	Duração
De 5 a 50 participantes	A partir de 5 anos	De 15 a 40 minutos

Preparação

- Reunir o material.
- Escolher a música.

Material

- Vários aros, como de bambolê (um por pessoa).
- Aparelho de som ou tambor.

Objetivos

- Orientar-se no ambiente.
- Desenvolver habilidades físicas.
- Socializar através do contato físico com seus pares.
- Divertir-se.

DESENVOLVIMENTO

Colocar os aros no chão, enfileirados um ao lado do outro.

Ao som da música, os participantes dançam em volta dos aros.

Quando a música parar, cada participante deve tomar um lugar no meio de um aro.

Retirar um aro e recomeçar a música e a dança.

O jogo termina quando todos os participantes estiverem amontoados no menor número de aros.

Variantes Quando a música parar, colocar as mãos dentro de um aro e os pés em outro.

Estabelecer dois participantes para cada aro.

O SALVAMENTO CÓSMICO

Jogo de perseguição e de contato

Número	Idade	Duração
De 5 a 50 participantes	A partir de 5 anos	De 20 a 45 minutos

Preparação

- Providenciar o material.

Material

- Um objeto que represente um disco cósmico.

Objetivos

- Cooperar e explorar diferentes estratégias.
- Exercitar aprendizado de acordo com os temas utilizados.
- Desenvolver aptidões físicas.
- Movimentar-se no ambiente.

DESENVOLVIMENTO

Escolher uma pessoa dentre os participantes para fazer o papel do curandeiro *Gulum*. Os outros participantes são *microns*, pessoas atingidas por uma enfermidade intergaláctica.

O disco cósmico tem o poder de curar esta doença, desde que *Gulum*, ou outro curador, o segure entre as mãos para ativá-lo com seu calor.

Gulum, com o disco na mão, persegue os *microns* que fogem fazendo "ÚIÚ!"

Quando *Gulum* toca um *microm* com o disco cósmico, ele fica curado e se torna um curador também. Ele ajuda *Gulum* a salvar os outros *microns*.

Os curadores podem passar o disco entre si, mas os *microns* podem interceptá-lo deixando o disco no chão para atrapalhar os curadores que vêm recuperá-lo.

Os *microns* devem fugir de *Gulum* e dos curadores durante todo o tempo do jogo.

O jogo termina quando todos os *microns* estiverem curados.

A AMEBA

Jogo de contato

Número	Idade	Duração
De 5 a 20 participantes	A partir de 5 anos	De 20 a 40 minutos

Preparação

- Providenciar o material.
- Preparar o percurso com os obstáculos.

Material

- Uma corda grossa e grande.
- Mesas, cadeiras, aros, bolas, para delimitar o percurso.

Objetivos

- Aproximar-se dos companheiros e desenvolver a tolerância.
- Familiarizar-se com o contato físico com os companheiros.
- Movimentar-se em harmonia pelo ambiente.

DESENVOLVIMENTO

Pedir aos participantes para formar um grupo bem fechado.

Passar três ou quatro voltas de corda fechando bem o grupo. O grupo se transforma em uma ameba.

A ameba parte para uma aventura, percorrendo um caminho mais ou menos acidentado e cheio de obstáculos.

Você pode sugerir as direções que devem tomar.

Variante Fazer a atividade com os olhos vendados e se movimentando ao som de algum ritmo.

A CADEIRA

Jogo de contato

Número	Idade	Duração
De 5 a 50 participantes	A partir de 5 anos	De 3 a 10 minutos

Preparação

Nenhuma.

Material

- Nenhum.

Objetivos

- Agir em sinergia com os outros.
- Cooperar.
- Familiarizar-se com o contato físico com os companheiros.
- Rir.

DESENVOLVIMENTO

Pedir aos participantes para formar um círculo bem apertado. Os ombros devem ficar encostados.

A um sinal convencionado, todo mundo gira ao mesmo tempo para a direita.

Depois os participantes se dirigem para o centro dando passinhos para o lado até ficarem bem próximos uns dos outros.

Cuidadosamente, cada pessoa se senta sobre os joelhos de quem está atrás.

Os participantes tentam ficar assim o maior tempo possível.

Os que caem, recomeçam e tentam ficar mais tempo nesta posição.

Variante Quando todos os participantes estiverem sentados, pedir para girar todos avançam o pé direito ao mesmo tempo e em seguida o pé esquerdo. É muito divertido.

O PIÃO LOUCO

Jogo de equilíbrio e de contato

Número	Idade	Duração
De 6 a 40 participantes	A partir de 5 anos	De 15 a 30 minutos

Preparação

- Nenhuma.

Material

- Faixa (facultativo).

Objetivos

- Aprender a conhecer seus companheiros.
- Cooperar na ação.
- Aprender a se comunicar de forma não verbal.

DESENVOLVIMENTO

Pedir a dois ou três participantes para ficarem de mãos dadas para formar um pião. Chamar outra pessoa que vai perseguir o membro do grupo-pião que você tiver designado com uma faixa.

O grupo-pião gira para tentar proteger esta pessoa. Se a pessoa for pega, trocará de lugar com quem a perseguia.

Depois de alguns minutos você pode mudar as equipes.

Variantes Em lugar de designar a pessoa a ser perseguida com uma faixa, pode-se fazer isto verbalmente.

Colocar a faixa no bolso de trás da pessoa que vai ser perseguida. O perseguidor deverá pegar a faixa para poder trocar de lugar com ela.

OS CANGURUS

Jogo de contato e perseguição

Número	Idade	Duração
De 2 a 50 participantes	A partir de 4 anos	De 10 a 30 minutos

Preparação

- Nenhuma.

Material

- Uma corda (de pular) de três metros para cada dupla de participantes.

Objetivos

- Movimentar-se com coordenação.
- Agir em cumplicidade com seu companheiro.
- Exercitar o contato físico com os companheiros.
- Desenvolver aptidões físicas.

DESENVOLVIMENTO

Os participantes formam pares.

Uma das pessoas do par amarra a corda na cintura, de forma que um metro fique pendurado, como se fosse uma cauda, imitando um canguru.

A um sinal determinado, os cangurus saem correndo enquanto seu par tenta pisar na cauda improvisada.

Depois de um determinado número de vezes, invertem-se os papéis de perseguidor e perseguido.

Variantes Estabelecer que várias pessoas podem correr atrás do mesmo canguru.

Para as pessoas em cadeiras de rodas, utilizar bastões.

OS TUBARÕES

Jogo de perseguição

Número	Idade	Duração
De 5 a 40 participantes	A partir de 5 anos	De 15 a 30 minutos

Preparação

- Providenciar o material.

Material

- Papel de jornal.

Objetivos

- Desenvolver estratégias.
- Cooperar.
- Familiarizar-se com o contato físico com os companheiros.

DESENVOLVIMENTO

Dois terços dos participantes são os habitantes de uma ilha de jornal, onde estão descansando.

Os outros participantes fazem o papel de tubarões e passeiam "na água" em volta da ilha.

Os habitantes devem entrar na água a cada trinta segundos.

Os tubarões ficam todo o tempo na "água", tentam arrancar pedacinhos da ilha e tocar os habitantes.

Quando um habitante está na "água" e um tubarão o toca, ele se transforma também em tubarão.

Se ele volta sem ser tocado pelo tubarão, continua como habitante da ilha.

O jogo continua até que todos os habitantes se transformem em tubarões.

Variantes Para as pessoas em cadeira de rodas, utilizar bastões.

A FÁBRICA DE SAPATOS

Jogo de contato

Número	Idade	Duração
De 4 a 50 participantes	A partir de 4 anos	De 15 a 30 minutos

Preparação

- Nenhuma.

Material

- Sapatos dos participantes.

Objetivos

- Desenvolver o sentido de observação.
- Agir em coordenação.
- Divertir-se num momento de atenção.

DESENVOLVIMENTO

É uma fábrica de sapatos.

Colocar no chão os sapatos dos participantes.

Os participantes circulam no meio dos sapatos, tocando um a um e dizendo: "Sapatos, sapatos, fábrica de sapatos..."

A um sinal determinado, os participantes calçam rapidamente o primeiro sapato à sua frente. Em seguida, cada um tenta encontrar quem tem o outro sapato para formar o par.

Ao encontrar, os dois colocam o pé, lado a lado, e ficam imóveis até que todos os sapatos da fábrica fiquem reunidos em par.

Depois, recomeçar.

Variantes Ao final do jogo, encontrar a quem pertence o par de sapatos e devolvê-lo.

Empurrar os sapatos com os pés.

AS TRÊS GARRAFAS DE BOLICHE

Jogo de contato

Número	Idade	Duração
De 10 a 40 participantes	A partir de 5 anos	De 15 a 40 minutos

Preparação

- Nenhuma.

Material

- Três garrafas do jogo de boliche e três bolas de futebol para um grupo de quarenta pessoas (pode-se substituir as garrafas por caixas cilíndricas vazias ou outros objetos).

Objetivos

- Colaborar para atingir um objetivo.
- Desenvolver habilidades físicas.
- Desenvolver estratégias de equipe.

DESENVOLVIMENTO

Os participantes formam um círculo com mais de seis metros de diâmetro.

As três garrafas são colocadas no centro do círculo. Uma pessoa fica encarregada de tomar conta das garrafas e permanece no meio do círculo.

Os participantes tentam derrubar as garrafas com as três bolas. É permitido o passe de um para outro. A pessoa no centro deve deter as bolas para evitar que as garrafas sejam atingidas e caiam.

Se as três garrafas caírem, a pessoa ao centro deve ser substituída.

Variantes Aumentar o número de garrafas e de pessoas no centro.

Duas pessoas ficam frente a frente, tomando conta das garrafas e das bolas que os outros jogam.

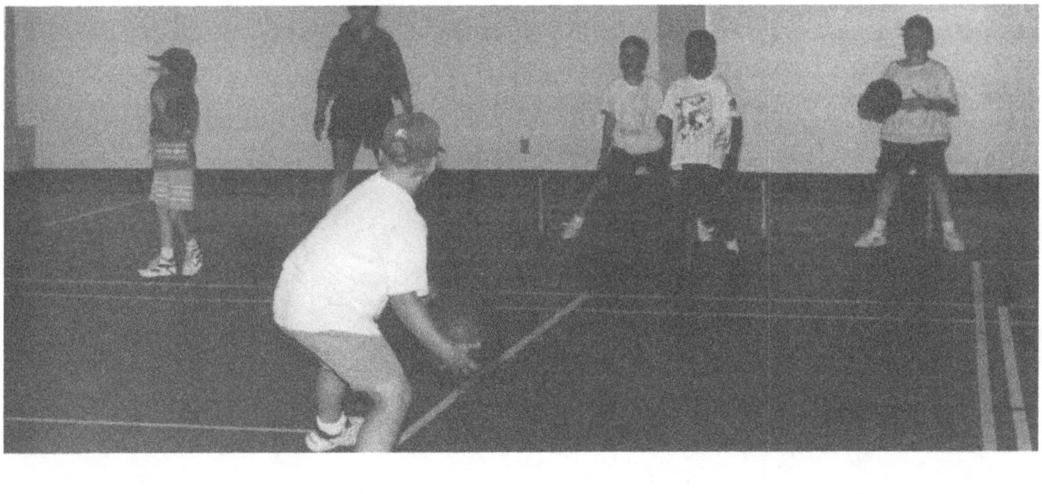

VRUM!VRUM!

Jogo de contato

Número
De 8 a 50 participantes

Idade
De 5 a 10 anos

Duração
De 10 a 30 minutos

Preparação

- Nenhuma.

Material

- Nenhum.

Objetivos

- Cooperar para atingir um objetivo comum.
- Familiarizar-se com o contato físico.
- Praticar movimentos dentro do ambiente.

DESENVOLVIMENTO

Os participantes passeiam, caminhando com os pés para dentro ou para fora.

A um sinal convencionado, partem à procura de alguém que esteja caminhando da mesma maneira.

Quando encontram, os dois se dão as mãos cumprimentando-se. Mantendo as mãos dadas, um dos dois passa uma perna sobre as mãos enquanto o outro passa a perna oposta.

Desta maneira ficam juntos e se transformam num "carrinho" que passeia pelo ambiente fazendo "Vrum!Vrum!"

Variante Ao sinal convencionado, colar-se a outro "carrinho". Os "carrinhos" passam então a circular 4 por 4, 8 por 8, 16 por 16 etc.

40 200

DE PESSOA A PESSOA

Jogo de contato

Número	Idade	Duração
De 8 a 50 participantes	A partir de 5 anos	De 10 a 25 minutos

Preparação

- Nenhuma.

Material

- Um microfone, se houver um grande número de participantes.

Objetivos

- Exercitar a destreza.
- Exercitar o contato físico com os companheiros.
- Divertir-se.

DESENVOLVIMENTO

Os participantes se agrupam em pares em volta de um círculo.

Você fica no centro do círculo e fala um tipo de contato físico (por exemplo: cabeça no braço, perna no pé).

Os participantes realizam o contato e mantém a posição.

Em seguida, fale um segundo tipo de contato, depois um terceiro até que seja impossível realizar outros contatos.

Quando disser "pessoa a pessoa" todo mundo muda de parceiro.

Então você escolhe alguém como parceiro, e quem ficar sozinho se torna o animador do jogo.

Variantes Formar equipes de quatro.

40
100

O PIÃO

Jogo de equilíbrio

Número	Idade	Duração
De 8 a 40 participantes	A partir de 5 anos	De 15 a 30 minutos

Preparação

- Nenhuma.

Material

- Nenhum.

Objetivos

- Exercitar o equilíbrio e a velocidade.
- Desenvolver aptidões físicas.
- Rir.

DESENVOLVIMENTO

Os participantes formam pares, colocando-se em pé e de mãos dadas, um em frente ao outro, com os braços esticados para frente e os pés juntos.

Começam a girar lentamente, dando pequenos passos para o lado, depois aceleram. Neste momento vão perceber que são as mãos que os impedem de cair.

Variantes Aumentar a distância entre os participantes fazendo com que segurem um bastão sólido pelas extremidades.

30
300

O CARROSSEL

Jogo de contato

Número	Idade	Duração
De 12 a 30 participantes	A partir de 8 anos	De 10 a 20 minutos

Preparação

- Nenhuma.

Material

- Nenhum.

Objetivos

- Aprender a confiar no parceiro.
- Coordenar os movimentos com o grupo.
- Cooperar simultaneamente.

DESENVOLVIMENTO

Os participantes formam um círculo e, alternadamente, ficam em pé e deitados.

As pessoas deitadas no chão colocam seus pés em direção ao centro, de tal forma que estes se tocam. Então seguram as mãos dos companheiros em pé de cada lado e fazem um esforço para levantar os ombros a cerca de 30 cm do chão.

Os participantes começam a girar lentamente, depois aceleram gradualmente e cantarolam a música de um carrossel.

Depois de alguns minutos diga aos participantes para inverter os papéis.

Variantes Fazer com que os participantes sustentados por quem está em pé segurem uma bola cheia de água com o queixo.

50
200

O PESCADOR

Jogo de contato e transição

Número	Idade	Duração
De 5 a 50 participantes	A partir de 5 anos	De 10 a 20 minutos

Preparação

- Nenhuma.

Material

- Nenhum.

Objetivos

- Colocar-se rapidamente em posição.
- Exercitar o contato físico com os companheiros.
- Desenvolver aptidões físicas.

DESENVOLVIMENTO

Todos os participantes passeiam pela sala até que você diga "Rede", "Pescador", ou "Sardinha", seguindo as respectivas instruções:

Rede: todos os participantes se dão as mãos e formam um grande círculo.

Pescador: os participantes formam pares; um deles coloca o joelho no chão e faz o papel de um banco, o outro se senta no banco e faz o papel do pescador.

Sardinha: todos se amontoam em cima de você.

Quando você disser "Sardinha", uma outra pessoa pode tomar seu lugar para animar a atividade.

Variantes Entre as ordens pode passear pela sala, cantar, saltar, caminhar etc.

Uma segunda atividade que seja por equipe de dois.

DE UM A DEZ

Jogo de contato

Número	Idade	Duração
De 10 a 50 participantes	A partir de 5 anos	De 10 a 30 minutos

Preparação

- Nenhuma.

Material

- Nenhum.

Objetivos

- Distinguir ordens diferentes.
- Desenvolver a memória.
- Exercitar a memorização por associação.
- Rir.

DESENVOLVIMENTO

Explicar aos participantes a ordem associada a cada número.

1- Caminhar só;
2- Caminhar dois a dois;
3- Fazer a cadeira a três (o terceiro parceiro se senta nos braços dos outros dois);
4- Caminhar quatro a quatro;
5- Fingir-se de morto no chão;
6- Fazer uma pirâmide com uma equipe de seis;
7- Caminhar sete a sete;
8- Apoiar-se na parede mencionada;
9- Gritar;
10- Caminhar dez a dez.

Diga um número. Os participantes devem executar a ordem correspondente àquele número.

Variantes Para as crianças menores diminuir o número de ordens, ilustrando-as no quadro.

Para menos de dez pessoas, diminuir a sequência do desenvolvimento – para seis participantes, as ordens terminam em seis.

Para as pessoas em cadeira de rodas, adaptar as ordens. Por exemplo
1- Movimentar-se só;
2- Movimentar-se dois a dois;
3- Movimentar-se em pirâmide horizontal;
4- Gritar;
5- Cantar.

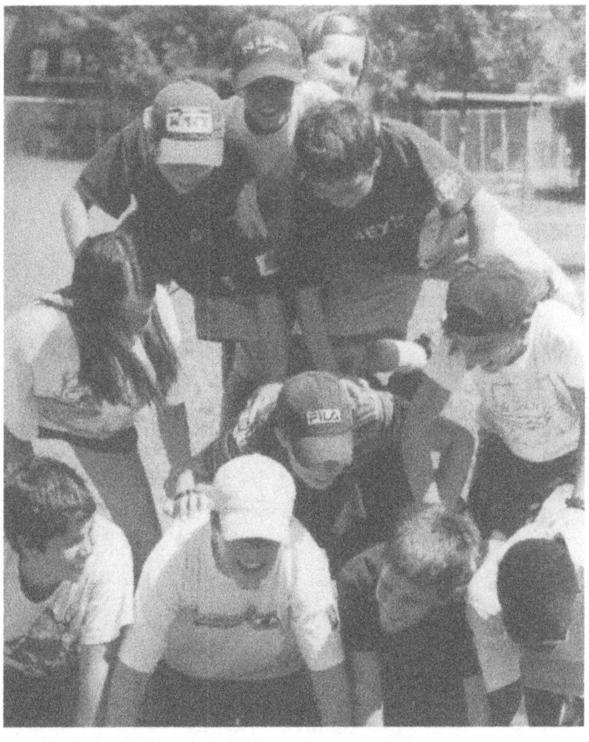

O MOTORZINHO

Jogo de contato

Número	Idade	Duração
De 5 a 30 participantes	A partir de 4 anos	De 10 a 30 minutos

Preparação

- Nenhuma.

Material

- Um saquinho de areia ou de arroz (ou outro objeto) para cada um.

Objetivos

- Aprender a utilizar o ouvido para se guiar.
- Desenvolver a motricidade e experimentar o equilíbrio.
- Aprender a confiar nos parceiros.
- Divertir-se.

DESENVOLVIMENTO

Os participantes passeiam com o saquinho de areia na cabeça sem segurá-lo.

O objeto na cabeça é o motor da pessoa, ela precisa dele para se mover.

Se o motor do participante cai, ele fica imóvel até que alguém o coloque de volta na cabeça.

Variantes Designar três ou quatro participantes que farão o papel de especialistas em mecânica. Com os olhos vendados, eles se deixarão guiar por cada um cujo motor estiver em pane para recuperar o saco de areia e recolocá-lo na cabeça da pessoa.

60
300

A GARRAFA DE BOLICHE

Jogo de contato e de confiança

Número	Idade	Duração
De 7 a 60 participantes	A partir de 10 anos	De 10 a 25 minutos

Preparação

- Nenhuma.

Material

- Nenhum.

Objetivos

- Aprender a confiar nos outros membros do grupo.
- Cooperar para a confiança da pessoa que faz o papel da garrafa de boliche.
- Exercitar o contato físico com os companheiros.

DESENVOLVIMENTO

Os participantes formam círculos bem fechados de sete a nove pessoas.

Um das pessoas se instala no centro do círculo e, se quiser, fecha os olhos.

Ela se transforma numa garrafa de boliche, ficando bem esticada, com os braços ao longo do corpo ou em cruz (a mão apoiada no ombro oposto).

Quando estiver pronta, ela se deixa cair sobre uma pessoa do círculo, que deve impedi-la de cair no chão, depois sobre outra, até ceder a vez a outra pessoa.

A ESTEIRA ROLANTE

Jogo de contato e confiança

Número	Idade	Duração
De 8 a 40 participantes	A partir de 8 anos	De 10 a 20 minutos

Preparação

- Nenhuma.

Material

- Nenhum.

Objetivos

- Aprender a confiar nos membros do grupo.
- Exercitar o contato físico com os companheiros.

DESENVOLVIMENTO

Os participantes se deitam no chão, lado a lado, de barriga para baixo.

A pessoa de uma extremidade rola sobre as outras até chegar à outra extremidade, onde fica deitada estendida.

A segunda pessoa faz a mesma coisa, depois a terceira...

Variantes Deitar de costas e transportar a pessoa com os braços. Neste caso, é preciso equilibrar a força dos participantes no chão.

O LOBO E O CORDEIRO

40
200

Jogo de perseguição

Número	Idade	Duração
De 5 a 40 participantes	A partir de 5 anos	De 10 a 30 minutos

Preparação

- Nenhuma.

Material

- Nenhum.

Objetivos

- Participar ativamente.
- Movimentar-se rapidamente e de maneira estratégica.
- Divertir-se em grupo.

DESENVOLVIMENTO

Os participantes formam filas de cinco a seis pessoas e colocam as mãos na cintura do companheiro da frente.

A primeira pessoa da fila faz o papel do pastor e a última o papel de cordeiro. Outro participante faz o papel do lobo, ele se coloca diante da fila para tentar pegar o cordeiro.

O pastor se movimenta, seguido dos outros, para tentar impedir que o lobo pegue o cordeiro.

Se o lobo conseguir pegar o cordeiro, as pessoas mudam de papel: o lobo toma o lugar do pastor e o cordeiro se torna lobo.

Variantes Realizar a atividade em duas filas. A pessoa na frente de cada fila faz o papel de lobo e a última o do cordeiro. Cada lobo tenta pegar o cordeiro da outra equipe. Os participantes de cada equipe devem proteger seus cordeiros.

40
300

ESTÁTUAS QUE SE MOVEM

Jogo de contato e observação

Número	Idade	Duração
De 5 a 40 participantes	A partir de 5 anos	De 15 a 20 minutos

Preparação

- Nenhuma.

Material

- Música (facultativo).

Objetivos

- Exercitar o sentido de observação.
- Memorizar e reproduzir as posições iniciais das pessoas.
- Exercitar o contato físico com os companheiros.

DESENVOLVIMENTO

Os participantes formam pares e determinam entre eles quem fará o papel da estátua e do escultor.

Os escultores dão à sua estátua a forma que desejarem.

A um sinal convencionado, os escultores viram de costas para as estátuas, que aproveitam este momento de liberdade para mudar de posição.

Ao segundo sinal, os escultores se voltam e devem tentar fazer a estátua voltar à posição inicial.

Variantes Aumentar o número de escultores por estátua.

Realizar a atividade ao som de música.

Para as pessoas com deficiência auditiva, determinar o número de segundos de espera antes de poder se voltar ou fazê-lo muito lentamente.

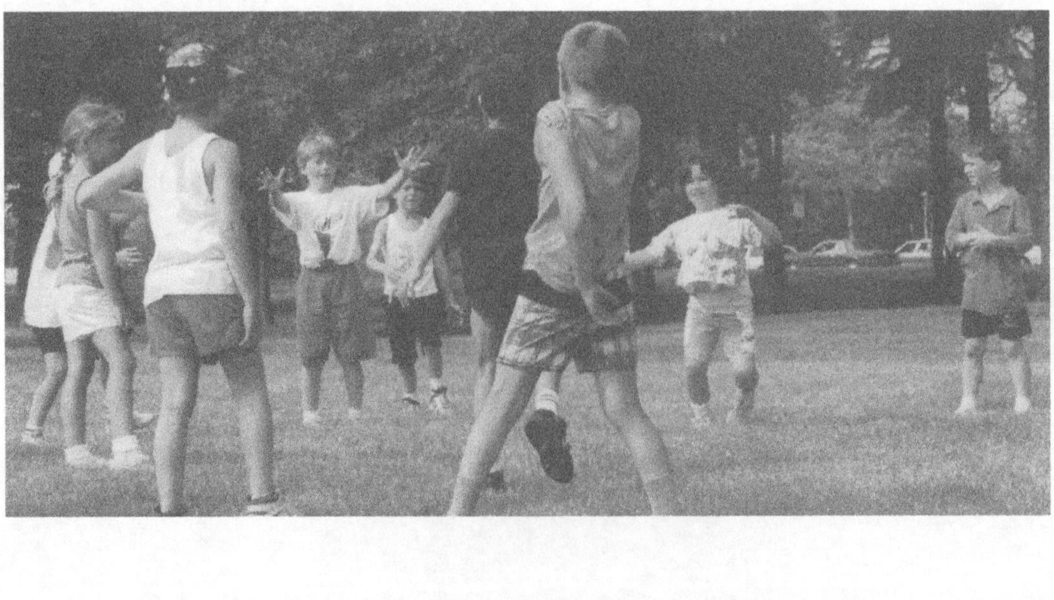

LADO A LADO

Jogo de contato

Número	Idade	Duração
De 8 a 50 participantes	A partir de 5 anos	De 15 a 30 minutos

Preparação

- Nenhuma.

Material

- Música (facultativo).

Objetivos

- Exercitar a flexibilidade.
- Dominar o medo do ridículo.
- Desenvolver a motricidade.
- Rir.

DESENVOLVIMENTO

Os participantes se deslocam no espaço determinado. Eles devem imitar as partes do corpo à medida que são nomeadas.

Dizer primeiramente: "lado a lado"; os participantes devem se agrupar em pares e continuar a caminhar lado a lado.

Depois, nomear partes do corpo como "mão na mão", "pé com pé"; "cabeça com cabeça"; "cotovelo com cotovelo". Os pares devem caminhar pelo ambiente de mãos dadas, depois com os pés e as mãos unidos, os pés e as cabeças unidas...

Continuar a nomear as partes do corpo até que se torne impossível continuar.

Variantes Adicionar música ou ritmo.

50
300

DE BRAÇOS DADOS

Jogo de contato e perseguição

Número	Idade	Duração
De 8 a 50 participantes	A partir de 8 anos	De 10 a 30 minutos

Preparação

- Nenhuma.

Material

- Nenhum.

Objetivos

- Desenvolver estratégias de perseguição.
- Rir, correr e gritar até perder o fôlego.
- Exercitar as aptidões físicas.

DESENVOLVIMENTO

Todos os participantes, com exceção de dois, se dispersam em pares, de braços dados pelo espaço convencionado.

Os dois serão os atores de uma perseguição: um deles tentará tocar o outro, que fugirá.

A pessoa perseguida pode escapar enganchando-se no cotovelo de um membro de qualquer dupla.

O outro membro se tornará então a pessoa a ser perseguida e deve fugir.

Quando a pessoa que persegue toca a outra, os dois trocam de papel.

Variantes Aumentar o número de atores na perseguição.

Utilizar um bastão para as pessoas de cadeira de rodas.

50
300

OS QUATRO CANTOS

Jogo de contato e perseguição

Número	Idade	Duração
De 8 a 50 participantes	A partir de 5 anos	De 15 a 45 minutos

Preparação

- Providenciar o material.

Material

- Um aro por pessoa, com exceção de um.

Objetivos

- Desenvolver aptidões físicas.
- Elaborar acordos e estratégias para desmontar um plano.
- Correr e se divertir.

DESENVOLVIMENTO

Colocar mais ou menos o mesmo número de aros nos quatro cantos de um espaço delimitado ou de uma sala.

Designar uma pessoa que tentará pegar os outros participantes.

Todos devem se movimentar o máximo possível de um canto para outro do espaço determinado.

Não se pode pegar ninguém que esteja dentro dos aros e não se pode ficar dentro dos aros mais do que poucos segundos. Se a pessoa conseguir pegar alguém, os dois trocam de papel.

A pessoa que persegue também pode se apoderar de um aro livre. Neste caso, quem ficar sem aro recebe a tarefa de perseguir os outros.

Variantes De tempos em tempos, retirar alguns aros para aumentar o número de pessoas que perseguem.

Ficar em dois dentro dos aros.

PONTOS DE APOIO

Jogo de contato

Número	Idade	Duração
De 6 a 45 participantes	A partir de 8 anos	De 10 a 25 minutos

Preparação

- Nenhuma.

Material

- Nenhum.

Objetivos

- Cooperar na busca coletiva de uma solução.
- Desenvolver o equilíbrio.
- Exercitar o contato físico com os companheiros.

DESENVOLVIMENTO

De três em três, os participantes tomam um certo número de pontos de apoio no chão, conforme você determinar.

Você pode aumentar ou diminuir a quantidade até um só ponto de apoio.

Variantes Mudar o número de pessoas por grupo assim como o número de pontos de apoio.

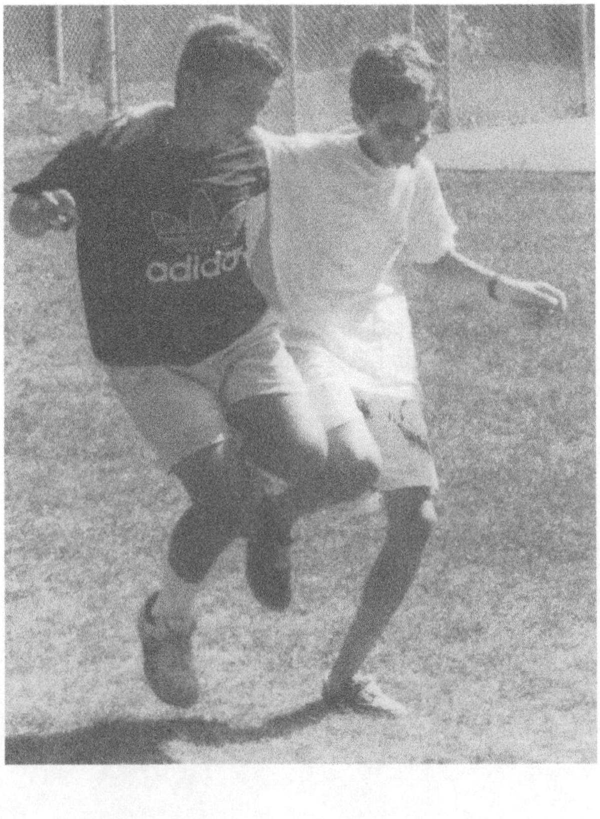

40
100

IMPULSOS

Jogo de contato

Número	Idade	Duração
De 8 a 40 participantes	A partir de 6 anos	De 10 a 25 minutos

Preparação

- Nenhuma.

Material

- Nenhum.

Objetivos

- Desenvolver o senso de observação.
- Praticar um exercício de concentração.
- Exercitar o contato com os companheiros.

DESENVOLVIMENTO

Todos os participantes formam um círculo e se dão as mãos.

Uma pessoa previamente designada aperta a mão da pessoa à sua direita, que faz a mesma coisa com a pessoa à sua direita, e assim sucessivamente.

Tentar aumentar o ritmo.

Variantes Fazer o exercício com os olhos fechados.

Colocar uma pessoa no centro, que tentará adivinhar onde parou.

O TREM-SERPENTE

Jogo de contato e perseguição

Número	Idade	Duração
De 10 a 50 participantes	A partir de 5 anos	De 10 a 25 minutos

Preparação

- Nenhuma.

Material

- Nenhum.

Objetivos

- Cooperar através da coordenação de um movimento.
- Rir às gargalhadas.
- Desenvolver aptidões físicas.

DESENVOLVIMENTO

Em fila indiana, os participantes seguram a mão do parceiro da frente com a mão esquerda, e a do parceiro de trás com a mão direita entre as pernas.

A pessoa no fim da fila passa sob as pernas da pessoa à sua frente, depois a outra pessoa e assim sucessivamente, puxando os outros atrás de si. Ela deve chegar até o início do trem-serpente.

Tentar evitar que o trem-serpente se desfaça.

30
300

O NÓ HUMANO

Jogo de contato e de tolerância

Número	Idade	Duração
De 8 a 30 participantes (equipes de 8 a 16 pessoas)	A partir de 10 anos	De 10 a 30 minutos

Preparação

- Nenhuma.

Material

- Nenhum.

Objetivos

- Descobrir e negociar as estratégias para atingir um objetivo.
- Exercitar o contato físico com os companheiros.

DESENVOLVIMENTO

Os participantes formam um círculo apertado.

Todos estendem os braços, com as mãos abertas e as palmas voltadas para baixo. Com os olhos fechados, cada um pega duas mãos ao acaso.

Em seguida, os participantes abrem os olhos e tentam desfazer o nó que se formou, sem soltar as mãos e se introduzindo uns no meio dos outros.

O jogo termina quando se reencontram em um ou vários círculos.

Eu coopero e sou ativo

JOGOS SEM MATERIAL

O polvo, 66
Jogo a dois, 67
Pisando no dedão, 68
O zoológico, 69
As boas maneiras, 70
As profissões, 72
Buldogue, 73
A espiral, 75
A cobra e o sapo, 76
O caçador, a espingarda e a perdiz, 77
Camelo, cabrito, 78
A pista de corrida, 79
O dragão, 80
Os piratas, 82
Mamãe ganso, 84
A roda, 85
O jogo das cores, 87

JOGOS COM MATERIAL

As faixas musicais, 71
Salada com molho, 74
O farol, 81
O tesouro dos piratas, 83
Quem grita mais?, 86
O fogo sagrado, 88

40
100

O POLVO

Número
De 5 a 40 participantes
(5 por plvo)

Idade
A partir de 5 anos

Duração
De 10 a 30 minutos

Preparação

- Providenciar o material.

Material

- Faixas.

Objetivos

- Aprender a confiar nos companheiros.
- Exercitar o contato físico com os companheiros.

DESENVOLVIMENTO

Um participante é a cabeça do polvo e fica com os olhos abertos.

Outros quatro participantes são os tentáculos; ficam com os olhos vendados em volta da cabeça do polvo que tocam com a ponta dos dedos.

Eles devem seguir o movimento da cabeça sem perder o contato físico.

O polvo passeia por toda a parte lentamente.

Variantes

Trocar a pessoa que faz o papel da cabeça do polvo.

Mudar o conceito: a cabeça tem os olhos vendados e os tentáculos os olhos abertos.

Utilizar um bastão para as pessoas de cadeira de rodas.

30
100

JOGO A DOIS

Jogo de perseguição

Número	Idade	Duração
De 8 a 30 participantes	A partir de 5 anos	De 10 a 30 minutos

Preparação

- Nenhuma.

Material

- Nenhum.

Objetivos

- Divertir-se com os jogos sem ganhar nem perder, apenas pelo prazer de jogar.
- Desenvolver aptidões físicas.
- Exercitar o contato físico com os companheiros.

DESENVOLVIMENTO

Os participantes formam pares e estabelecem quem vai ser a maçã e a laranja.

Eles se movimentam juntos num espaço determinado ao som de marcha olímpica.

A um sinal estabelecido, a maçã começa a correr, enquanto a laranja conta até cinco antes de perseguir a maçã.

Quando a laranja toca a maçã, invertem-se os papéis, contando até cinco para recomeçar.

Variante Utilizar outros temas.

30 100

PISANDO NO DEDÃO

Jogo de perseguição e contato

Número	Idade	Duração
De 2 a 30 participantes (múltiplo de 2)	A partir de 5 anos	De 5 a 15 minutos

Preparação

- Nenhuma.

Material

- Nenhum.

Objetivos

- Desenvolver o senso de equilíbrio.
- Participar de uma atividade em dupla.
- Antecipar os movimentos do outro, esquivando-se.
- Exercitar o contato físico com os companheiros.

DESENVOLVIMENTO

Os participantes formam duplas e ficam de costas um para o outro.

Ao sinal: "Um, dois, três, batata", eles se voltam rapidamente ficam de frente para o companheiro e tentam pisar no dedão do outro.

Quando conseguirem, mudam de parceiro e recomeçam o jogo.

O ZOOLÓGICO

Jogo de troca-troca

Número	Idade	Duração
De 10 a 40 participantes	A partir de 5 anos	De 10 a 25 minutos

Preparação

- Tirar cópias do Anexo 1, "Viva os animais" (págs 113, 114 e 115) e recortar as folhas.

Material

- Figurinhas com o nome e a ilustração de animais.

Objetivos

- Desenvolver a expressão gestual.
- Associar a expressão aos conhecimentos gerais.
- Divertir-se.

DESENVOLVIMENTO

Os participantes formam duas equipes em fila. Coloque-se a cerca de três metros das equipes para distribuir as ilustrações dos animais.

Os dois participantes do início de cada fileira vão pegar a ilustração com os animais a serem imitados, que deverão ser diferentes.

Os dois se colocam diante de sua equipe e imitam o animal em questão.

Quando uma equipe consegue adivinhar o animal, o imitador toca a mão de quem adivinhou e corre para o fim da fila de sua equipe.

O jogo termina quando todos os participantes tiverem feito a sua imitação.

AS BOAS MANEIRAS

Jogo de perseguição

Número	Idade	Duração
De 10 a 40 participantes	A partir de 5 anos	De 15 a 30 minutos

Preparação

- Nenhuma.

Material

- Nenhum.

Objetivos

- Exercitar o sentido de observação.
- Desenvolver as estratégias do jogo.
- Apelar para as aptidões físicas.

DESENVOLVIMENTO

Os participantes se colocam em círculo.

Uma pessoa faz a volta do círculo pelo lado de fora e escolhe alguém para seu parceiro.

Os dois se cumprimentam com um aperto de mãos e seguem o seguinte ritual de boas maneiras:

1- "Bom dia!"
O outro responde: "Bom dia!"

2- "Como vai você?"
O outro responde: "Eu vou muito bem, obrigado".

3- "O que está fazendo aqui?"
O outro responde: "Estou jogando".

Logo depois da terceira resposta, os dois começam a correr rapidamente em volta do círculo, um para a direita e outro para a esquerda, até se reencontrarem do outro lado do círculo para um novo aperto de mão.

Depois os dois correm para ocupar o lugar vazio.

Quem fica de fora recomeça o ritual de cumprimentos para tentar ocupar um lugar no círculo.

Variantes Acrescentar uma dificuldade como: correr com os braços cruzados, saltando, com as mãos nos joelhos etc.

50
500

AS FAIXAS MUSICAIS

Jogo de expressão

Número	Idade	Duração
De 5 a 50 participantes	A partir de 7 anos	De 15 a 45 minutos

Preparação

- Providenciar o material.

Material

- Faixas de 1,5 a 2 metros de comprimento (uma faixa por pessoa).
- Música.

Objetivos

- Criar elos entre os participantes.
- Exercitar a expressão gestual.
- Dançar e se expressar ao som da música.
- Divertir-se com o jogo, sem perdedores ou vencedores, pelo simples prazer de jogar.

DESENVOLVIMENTO

Distribuir as faixas para todos os participantes e colocar uma música para tocar.

Todos dançam agitando suas faixas ao ritmo da música.

Quando a música parar, cada pessoa vai ao encontro de outra e amarram suas faixas, formando apenas uma.

A música e a dança recomeçam. As duas pessoas dançam juntas, cada uma segurando uma ponta da faixa.

Quando a música para pela segunda vez, a dupla se reúne a uma outra e as duas duplas amarram suas faixas no centro, de forma que dançam em círculo, formando um quarteto.

A música e a dança recomeçam, continuando assim até que todas as faixas estejam amarradas e unidas.

AS PROFISSÕES

Jogo de perseguição

Número	Idade	Duração
De 10 a 60 participantes	A partir de 5 anos	De 15 a 45 minutos

Preparação

- Com a ajuda de cones traçar linhas de gol a cerca de vinte metros de distância.

Material

- Cones (facultativo).

Objetivos

- Estimular a cooperação.
- Exercitar a expressão gestual.
- Desenvolver aptidões físicas.

DESENVOLVIMENTO

Os participantes se dividem em duas equipes que se colocam em fila, uma diante da outra, a cerca de um metro de distância.

Duas linhas de gol estão situadas cerca de dez metros atrás de cada equipe.

A equipe 1 se reúne para decidir o nome da profissão que vai imitar e volta a se colocar em fila.

A equipe 2 começa com a seguinte proposta de conversa:

"Bom dia!"
Resposta: "Bom dia!"
"Como vai você?"
Resposta: "Eu vou bem, obrigado."
"De onde você vem?"
Resposta: "De São Paulo"(mudar o nome da cidade a cada vez).
"O que você faz?"

A equipe 1 responde imitando com mímica a profissão escolhida.

A equipe 2 tenta adivinhar o nome da profissão. Quando um participante descobre a profissão, todos os membros da equipe correm para sua linha de gol, enquanto os membros da outra equipe tentam pegá-los.

Os participantes da equipe 1 que forem pegos antes de atingir seu gol vão aumentar as fileiras da equipe 2.

Depois é a vez da equipe 2 imitar uma profissão.

BULDOGUE

Jogo de perseguição

Número	Idade	Duração
De 6 a 30 participantes	A partir de 8 anos	De 10 a 35 minutos

Preparação

- Utilizando cones, fazer duas filas com vinte metros de distância.

Material

- Cones (facultativo).

Objetivos

- Desenvolver estratégias.
- Cooperar.
- Exercitar habilidades físicas.

DESENVOLVIMENTO

Os participantes se colocam em fila, lado a lado.

Uma pessoa escolhida para fazer o papel do buldogue fica de frente para a fila.

Quando o buldogue grita "buldogue", todos devem trocar de fila sem se deixar pegar por ele.

Os participantes pegos se tornam buldogues também.

O jogo continua até que todos os participantes se tornem buldogues.

Variante Ficar imóvel depois de ser tocado pelo buldogue.

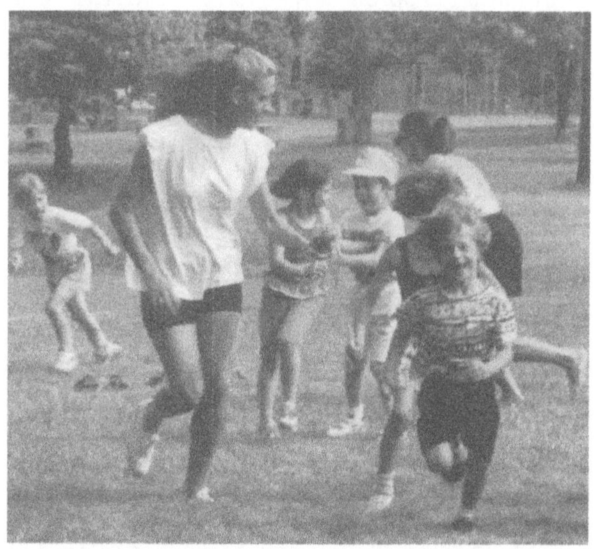

SALADA COM MOLHO

Jogo em círculo

Número	Idade	Duração
De 8 a 40 participantes	A partir de 5 anos	De 15 a 30 minutos

Preparação

- Tirar cópias do Anexo 4, "Como na horta" (pag 119 do livro) e cortar as folhas.

Material

- Figurinhas com o nome e a ilustração de uma verdura.

Objetivos

- Associar a imagem ao nome.
- Desenvolver habilidades físicas.
- Explorar diferentes estratégias.

DESENVOLVIMENTO

Distribuir uma figurinha a todos os participantes com o nome de uma verdura, de forma que fiquem três verduras diferentes para cada nove participantes, quatro verduras diferentes para cada doze participantes, cinco verduras diferentes para cada quinze participantes etc.

Os participantes formam um círculo.

Você se coloca no interior do círculo e faz o papel do molho. Os participantes mostram o nome de sua verdura.

Quando o molho diz o nome de uma verdura, todas as verduras do mesmo nome devem mudar de lugar. Quando o molho diz: "salada de verduras", todo mundo deve mudar de lugar.

O molho tenta então pegar um lugar vazio. Se conseguir, a pessoa que estava naquele lugar deve dar sua figurinha com a ilustração da verdura ao molho e vai para o centro do círculo fazer o papel do molho. O jogo continua assim.

A ESPIRAL

Jogo de roda

Número	Idade	Duração
De 10 a 40 participantes	A partir de 4 anos	De 3 a 15 minutos

Preparação

- Nenhuma.

Material

- Nenhum.

Objetivos

- Movimentar-se no ambiente.
- Criar ligação com os participantes.
- Rir.

DESENVOLVIMENTO

Todos os participantes se colocam em círculo, de mãos dadas.

Dois deles soltam as mãos e se tornam as extremidades de uma corrente.

Uma das extremidades começa a caminhar em espiral, dançando, cantando ou correndo.

30
100

A COBRA E O SAPO

Jogo de perseguição

Número	Idade	Duração
De 10 a 30 participantes (10 a 15 por fila)	A partir de 4 anos	De 5 a 20 minutos

Preparação

- Nenhuma.

Material

- Nenhum.

Objetivos

- Movimentar-se no ambiente.
- Desenvolver aptidões físicas e aprender a antecipar.
- Elaborar estratégias de equipe.

DESENVOLVIMENTO

Todos os participantes formam um círculo, de mãos dadas.

Um participante solta a mão da pessoa à sua direita e se torna a cabeça da cobra.

O último da fila se torna o sapo.

Começa a perseguição, com a cabeça da cobra tentando pegar o sapo.

Quando a cabeça da cobra toca o sapo, ele vai para a frente da cabeça da cobra e toma seu lugar. A última pessoa da fila se torna o sapo.

A atividade recomeça.

Variante Formar duas filas: a cobra deve pegar o sapo da outra fila.

O CAÇADOR, A ESPINGARDA E A PERDIZ

Jogo de perseguição

Número	Idade	Duração
De 8 a 40 participantes	A partir de 5 anos	De 15 a 45 minutos

Preparação

- Formar duas filas de cones com cerca de vinte metros de distância uma da outra.

Material

- Cones (facultativos).

Objetivos

- Elaborar estratégias.
- Exercitar as aptidões físicas.
- Distinguir bem instruções diferentes.

DESENVOLVIMENTO

Os participantes se dividem em duas equipes que se colocam em fila, com uma distância de 15 m uma da outra, entre as linhas de cones.

Antes de começar a atividade, explicar os sinais que serão usados:

Caçador: pôr a mão como uma viseira em cima dos olhos;

Espingarda: esticar o braço com os dedos apontando;

Perdiz: colocar as mãos sob as axilas, imitando as asas de um pássaro.

A um sinal convencionado, os membros de cada equipe se consultam à parte (quinze segundos) para escolher uma das três palavras: caçador, espingarda ou perdiz. Depois voltam ao seu lugar na fila.

Quando você estabelecer, as duas equipes fazem simultaneamente o sinal da palavra que escolheram.

De acordo com o sinal escolhido, a perseguição começa de um lado ou de outro e os participantes devem voltar ao seu lugar na fila.

Uma pessoa tocada deve mudar de equipe.

Eis algumas indicações para saber qual equipe vai perseguir a outra:

- Os caçadores perseguem as espingardas;
- As espingardas perseguem as perdizes;
- As perdizes perseguem os caçadores.

50
200

CAMELO, CABRITO

Jogo de perseguição

Número	Idade	Duração
De 8 a 50 participantes	A partir de 7 anos	De 10 a 25 minutos

Preparação

- Preparar uma história.
- Com a ajuda de cones traçar linhas de gol a cerca de vinte metros de distância.

Material

- História com as palavras "camelo"e "cabrito" ou improvisação.
- Cones (facultativo).

Objetivos

- Perceber as diferentes instruções.
- Desenvolver o senso de humor e sentido de observação.
- Exercitar aptidões físicas.

DESENVOLVIMENTO

Entre as linhas de gol, os participantes se dividem em duas equipes e formam uma fila em frente à outra, com um metro de distância. Uma equipe é a dos camelos e a outra dos cabritos.

Conte uma história que contenha as palavras "camelo"e "cabrito". Para elaborá-la, utilize muitas palavras que comecem com a sílaba "Ca", para confundir os participantes.

Cada vez que disser a palavra "camelo", os cabritos correm atrás dos camelos, que tentam chegar à sua linha de gol antes de serem pegos. E cada vez que disser a palavra "cabrito", são os camelos que correm atrás dos cabritos.

Os camelos e os cabritos pegos mudam de equipe.

E você continua a história.

O jogo termina antes que os participantes fiquem muito cansados.

A PISTA DE CORRIDA

Jogo de perseguição

Número	Idade	Duração
De 10 a 408 participantes	A partir de 8 anos	De 10 a 20 minutos

Preparação

- Nenhuma.

Material

- Nenhum.

Objetivos

- Movimentar-se no ambiente.
- Desenvolver as aptidões físicas.

DESENVOLVIMENTO

Todos os participantes, com exceção de dois, se agrupam em pares que se colocam um atrás do outro, imóveis.

Os pares são formados por um cavalo de corrida e seu jóquei.

Os dois participantes fora dos pares se transformam em perseguidor e perseguido.

O jogo consiste na perseguição entre estas duas pessoas.

O participante perseguido pode se proteger enganchando-se a um jóquei. Neste caso, o cavalo do jóquei deve fugir, porque agora ele é quem vai ser perseguido.

Se a pessoa perseguida é tocada por alguém, os dois trocam de papel.

O jogo continua.

Variante Usar uma peça de fantasia que a pessoa perseguida deverá entregar ao cavalo que tomará seu lugar.

40
200

O DRAGÃO

Jogo de perseguição

Número	Idade	Duração
De 10 a 30 participantes (múltiplo de 7)	A partir de 5 anos	De 5 a 20 minutos

Preparação

- Nenhuma.

Material

- Nenhum.

Objetivos

- Desenvolver estratégias engraçadas de perseguição.
- Movimentar-se no espaço.

DESENVOLVIMENTO

Os participantes se dividem em equipes de sete pessoas. Os membros de cada equipe ficam de mãos dadas formando um dragão.

A pessoa da frente é a cabeça do dragão que tenta pegar a última que é a cauda do dragão.

Quando a cauda é tocada, vai para a frente como cabeça e cada pessoa se desloca para outra posição.

O jogo pode terminar quando a primeira pessoa volta à posição de cabeça.

Variante Fazer com que dois dragões se enfrentem. As cabeças tentam pegar as caudas dos adversários.

40
300

O FAROL

Jogo de confiança e audição

Número	Idade	Duração
De 6 a 40 participantes	A partir de 5 anos	De 10 a 30 minutos

Preparação

- Tirar cópias do Anexo 1 "Viva os animais" (págs 113, 114 e 115) e recortar as folhas.

Material

- Faixa.
- Figurinhas com o desenho e o nome de um animal

Objetivos

- Perceber e distinguir um som em meio a um conjunto de sons.
- Desenvolver a confiança e a habilidade de escutar.

DESENVOLVIMENTO

Os participantes se agrupam em pares.

Uma pessoa fica encarregada de fazer o papel do barco e outra o do farol.

Dar a cada par uma figurinha com o desenho e o nome de um animal.

Cada par se põe de acordo sobre como vai imitar o grito do seu animal.

O barco fica de olhos vendados e imóvel, enquanto que o farol se distancia.

Ao sinal de partida, os faróis imitam o grito do seu animal e ficam imóveis.

Os barcos tentam encontrar seu farol.

O jogo termina depois que todos os barcos encontraram seu farol.

Variante Fazer o barco girar três vezes sobre si mesmo antes que o farol tenha chegado a seu lugar.

Designar mais barcos do que faróis.

Substituir o nome de animal por um som (ver Anexo 5, "Sons diversos", págs 120, 121 e 122).

40
300

OS PIRATAS

Jogo de perseguição

Número	Idade	Duração
De 10 a 40 participantes	A partir de 8 anos	De 15 a 45 minutos

Preparação

- Traçar uma linha de gol em cada canto utilizando cones ou marcar o chão.

Material

- Cones (facultativos).

Objetivos

- Desenvolver estratégias de equipe.
- Exercitar o contato com os outros participantes.
- Diversão.

DESENVOLVIMENTO

Colocar os cones ou marcar quatro cantos de um lugar estabelecido. Estes cantos representam quatro barcos com os marinheiros a bordo.

Os marinheiros devem ir de um barco para outro, onde não podem ficar mais do que quinze segundos.

No centro, o pirata tenta pegar os marinheiros para transformá-los em piratas.

Quando um marinheiro é pego, ele se transforma em pirata e persegue os marinheiros.

O jogo termina quando todos os marinheiros se transformam em piratas.

Variantes Os piratas podem se apoderar de um barco abandonado pelos marinheiros.

Então fica um barco a menos, o que torna o jogo mais difícil para os marinheiros.

Aumentar o número de barcos ou de piratas.

O TESOURO DOS PIRATAS

Jogo de perseguição

Número
De 15 a 60 participantes

Idade
A partir de 8 anos

Duração
De 30 a 60 minutos

Preparação

- Tirar cópias do Anexo 6, "Minhas mensagens, meus tesouros" (págs 123 e 124) e recortar as folhas.
- Separar as mensagens aos pares (em dois grupos), baseando-se no nº de peças de ouro associado a cada mensagem.
- Colocar as mensagens nos cofrinhos ou baús do tesouro (cinco pares em cada um).
- Providenciar o material.

Material

- Dez cofrinhos (caixas) para colocar as mensagens de tesouros.
- As mensagens.
- Faixas (duas por pessoa).

Objetivos

- Desenvolver estratégias.
- Movimentar-se no ambiente.
- Exercitar as aptidões físicas.

DESENVOLVIMENTO

Para este jogo sugerimos um local com o chão forrado.

Os participantes se dividem em dois bandos de piratas.

No início do jogo, cada bando de piratas possui cinco baús de tesouros cujo conteúdo ninguém conhece.

Cada bando se reúne num lugar secreto, (com mais ou menos 3x3 metros), que será o navio onde vão esconder os baús do tesouro.

Em cada bando, uma terça parte dos piratas fica encarregada de guardar os tesouros. Eles tentarão desviar as diferentes estratégias do bando adversário que chega perto do navio.

Os outros piratas ficam encarregados de roubar os tesouros dos adversários sem ser pegos por eles. Nenhum pirata pode ser pego dentro do navio.

Cada pirata usa uma faixa nas costas, amarrada na cintura. Esta faixa representa uma vida. As faixas restantes ficam com o pirata encarregado de dar novas vidas aos outros piratas do bando.

Para arrancar a faixa de outro pirata, os dois devem se enfrentar. O primeiro que conseguir arrancar a faixa da cintura do outro sai vitorioso da batalha.

Eis duas situações que podem acontecer:

No primeiro caso, o bando A encontra o esconderijo do bando B. Um pirata do bando A pega um baú e consegue voltar ao seu próprio navio sem ser pego.
Ele junta o baú ao seu tesouro, sem abri-lo.

No segundo caso, o pirata do bando A pega um baú mas é pego por um pirata do bando B. Eles se enfrentam. Se o pirata do bando A ganhar a batalha, ele leva o baú para o seu navio junto com o seu tesouro. Se o pirata do bando B ganhar a batalha, o pirata A volta para seu esconderijo para receber outra vida.

Ao final do jogo, os piratas abrem os baús.

MAMÃE GANSO

Jogo de perseguição e de estratégia

Número	Idade	Duração
De 6 a 40 participantes (6 a 10 por fila)	De 8 a 12 anos	De 10 a 20 minutos

Preparação

- Nenhuma.

Material

- Nenhum.

Objetivos

- Desenvolver estratégias de jogo.
- Cooperar.
- Exercitar as aptidões físicas.

DESENVOLVIMENTO

Os participantes formam uma ou várias filas de seis a dez pessoas.

Quem estiver na frente da fila será a Mamãe Ganso.

Os outros serão os gansinhos, que se seguram pela cintura, atrás da Mamãe Ganso.

Outro participante faz o papel da raposa.

Mamãe Ganso protege seus filhotes abrindo os braços para impedir que a raposa ataque sua ninhada.

A raposa fica em frente à fila e tenta pegar um dos dois últimos gansinhos. Quando consegue, troca de lugar com ele.

O gansinho da frente faz o papel da Mamãe Ganso, e ela faz o papel de raposa.

A RODA

Jogo de perseguição

Número	Idade	Duração
De 8 a 30 participantes	A partir de 6 anos	De 10 a 35 minutos

Preparação

Nenhuma.

Material

Nenhum.

Objetivos

- Criar vínculos entre os participantes.
- Desenvolver as aptidões físicas.

DESENVOLVIMENTO

Todos os participantes formam um círculo, com exceção de um, que corre por fora em volta do círculo.

A um certo momento, toca o ombro de alguém e continua a correr. A pessoa tocada também começa a correr em volta do círculo.

Quem chegar primeiro ao lugar livre deve ocupá-lo. A outra continua a correr e o jogo prossegue.

Variante Caminhar, saltar de pés juntos ou num pé só etc. em lugar de correr.

QUEM GRITA MAIS?

Jogo de audição e confiança

Número	Idade	Duração
De 8 a 50 participantes	A partir de 6 anos	De 10 a 25 minutos

Preparação

- Tirar cópias do Anexo 5, "Sons diversos" (págs 120, 121 e 122) e recortar as folhas.

Material

- Faixas.
- Figurinhas com o desenho e o nome de um animal ou de um objeto.

Objetivos

- Desenvolver os sentidos de observação e audição.
- Aprender a confiar.
- Distinguir e identificar os sons.

DESENVOLVIMENTO

Dar secretamente um nome de objeto a todos os participantes (cada nome de objeto, pode ser dado a quatro ou cinco pessoas de acordo com o tamanho do grupo).

Os participantes vendam os olhos.

A um sinal estabelecido, todos imitam o ruído do seu objeto e tentam encontrar aqueles que tem o mesmo objeto.

O grupo que acha que está completo fica no lugar e espera o sinal para tirar as vendas.

Variante Substituir os nomes de objetos por nomes de animais (Anexo 1, "Viva os animais", págs 113, 114 e 115).

40
300

O JOGO DAS CORES

Jogo de observação

Número	Idade	Duração
De 5 a 40 participantes	A partir de 4 anos	De 10 a 40 minutos

Preparação

- Nenhuma.

Material

- Nenhum.

Objetivos

- Observar e reconhecer as diversas cores.
- Criar vínculos entre os participantes.
- Familiarizar-se com o contato físico.

DESENVOLVIMENTO

Os participantes se movimentam caminhando dentro de um espaço previamente delimitado.

Diga o nome da cor da roupa de uma pessoa do grupo.

Todos os participantes devem tocar uma pessoa que estiver vestida com aquela cor.

Terminar o jogo antes que os participantes se cansem.

Variante Movimentar-se cantando, saltando, correndo etc.

O FOGO SAGRADO

Jogo de perseguição

Número	Idade	Duração
De 10 a 40 participantes	A partir de 10 anos	De 30 a 60 minutos

Preparação

- Nenhuma.

Material

- Bola.
- Faixas.

Objetivos

- Desenvolver estratégias para jogar.
- Cooperar.

DESENVOLVIMENTO

Todos os participantes são alunos que estão cabulando as aulas, com exceção de um, que faz o papel de professor. Ele tenta tocar os alunos com uma bola para levá-los de volta à escola.

Os alunos não podem tocar a bola no ar ou no chão, salvo indicação contrária.

Quando tocados pela bola, os alunos recebem uma faixa para que possam ser reconhecidos e ficam do lado do professor para ajudá-lo a levar os outros para a escola.

O jogo se inverte quando restam apenas três alunos gazeteiros. A partir deste momento, eles podem pegar a bola no ar e jogá-la para reunir os alunos que gazeteiam.

Com o jogo invertido, o professor e seus alunos só podem retomar a bola quando restarem apenas três no grupo.

Variantes Variar o número de alunos restantes antes de inverter o jogo.

Jogar com duas ou três bolas.

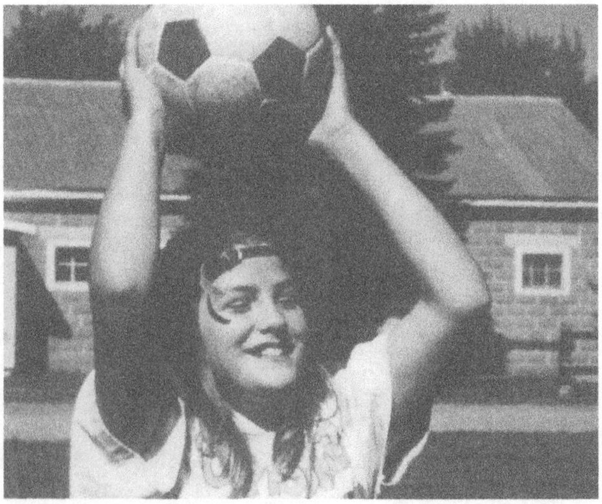

Eu coopero, estou tranquilo e me divirto

JOGOS SEM MATERIAL

O sonho desperto, 91
Ar, terra, mar, 92
Ali Babá e os quarenta ladrões, 96
O hipnotizador, 97
Nomes e emoções, 98
Os tiques, 99
Os mágicos, 104

JOGOS COM MATERIAL

O criptograma, 90
A vaca sem mancha que mancha, 93
A arca de Noé, 94
Tique-taque, 95
Navegação, 100
A caça ao esquilo, 101
Os repórteres, 102
Gente famosa, 103
Os contrabandistas, 105
O pássaro na gaiola, 106
Polo Norte, 107

O CRIPTOGRAMA

Jogo de adivinhação de decodificação

Número	Idade	Duração
De 8 a 16 participantes	A partir de 12 anos	De 15 a 45 minutos

Preparação

- Tirar cópias do Anexo 7, "Códigos de Transcrição" (pag 125).
- Providenciar o material.

Material

- Folhas de papel e lápis.

Objetivos

- Imaginar e criar diferentes códigos de referência.
- Desenvolver um procedimento de trabalho.
- Decifrar os códigos e interpretar as mensagens das outras equipes.

DESENVOLVIMENTO

Os participantes se dividem em dois grupos iguais.

Cada grupo escreve uma mensagem codificada inventando seu próprio código ou utilizando um dos códigos fornecidos. Os espaços entre as palavras devem ser bem marcados e o tamanho do texto deve permitir decifrá-lo facilmente.

Uma vez redigidas as mensagens, cada grupo traz o seu código e você o transmite ao outro grupo, que deverá decifrá-lo.

O SONHO DESPERTO

Jogo de confiança

Número	Idade	Duração
De 8 a 12 participantes	A partir de 15 anos	De 15 a 45 minutos

Preparação

- Nenhuma.

Material

- Nenhum.

Objetivos

- Desenvolver um sentimento de confiança.
- Exprimir imagens e sentimentos.

DESENVOLVIMENTO

Os participantes sentam-se em volta de uma mesa, ou melhor ainda, deitam-se em círculo, com a cabeça voltada para o centro do círculo e os pés para fora.

Proponha um tema para reflexão, como por exemplo imaginar sua vida em um planeta onde os habitantes não caminham como nós e se locomovem aos saltos.

Os participantes fecham os olhos e deixam as imagens aparecerem em sua mente.

A primeira pessoa que visualizar a situação conta ao grupo o que está vendo. Quando terminar, outra pessoa continua descrevendo por sua vez as imagens que lhe vêm à cabeça.

AR, TERRA, MAR

Jogo de improvisação e conhecimentos

Número	Idade	Duração
De 6 a 30 participantes	A partir de 5 anos	De 10 a 30 minutos

Preparação

- Nenhuma.

Material

- Nenhum.

Objetivos

- Fazer associações de palavras.
- Descobrir nomes de animais.
- Exercitar a memória.

DESENVOLVIMENTO

Os participantes se sentam formando um círculo.

Você diz "ar", "terra"ou "mar" de acordo com o tema pensado e escolhe uma pessoa.

Esta pessoa deve dizer o nome de um animal que voe para a palavra "ar", um animal terrestre para a palavra "terra", ou um animal marinho para a palavra "mar". Conceder dez segundos para que ela encontre um nome de animal.

Só se pode dizer um nome uma vez.

Se a pessoa se engana de elemento ou diz um nome que já foi dito, deve tomar seu lugar e animar a atividade.

Variantes Para as pessoas mais velhas, adicionar elementos geográficos quanto ao habitat dos animais, como a África, ou América do Norte.

Adicionar uma regra ligada à grafia do nome, como por exemplo limitar a escolha de nomes que comecem com determinada letra – s, f, ou outra.

Dizer nomes de objetos em lugar de animais.

A VACA SEM MANCHA QUE MANCHA

Jogo de observação e de memória

Número	Idade	Duração
De 5 a 20 participantes	A partir de 5 anos	De 20 a 40 minutos

Preparação

- Providenciar material.

Material

- Lápis de maquilagem para crianças.

Objetivos

- Memorizar diferentes coordenadas.
- Desmistificar o medo do ridículo.
- Divertir-se.

DESENVOLVIMENTO

Os participantes, com exceção de um, sentam-se em cadeiras ou no chão, formando um círculo.

A "vaca sem mancha" fica no centro do círculo e desenha manchas nas vacas que se enganam na sequência.

Para começar o jogo, ela diz que é a "vaca sem mancha que mancha".
Um de cada vez, os participantes se apresentam aos outros em voz alta dizendo seu número: "vaca sem mancha número um", "vaca sem mancha número dois", e assim sucessivamente.

As vacas devem chamar umas às outras sem errar o nome.

A "vaca que mancha" começa o jogo chamando uma das vacas sem mancha por seu número.

A "vaca sem mancha" escolhida deve responder chamando por sua vez uma outra vaca por seu número.

Exemplo:
"A vaca que mancha sem mancha chama a vaca sem mancha número sete, que responde: a vaca sem mancha número sete chama a vaca sem mancha número três", e assim sucessivamente.

Também pode se chamar a "vaca que mancha".

Se uma vaca chama a outra e se engana, a "vaca que mancha" desenha uma mancha no seu rosto ou na mão com um lápis de maquilagem e esta vaca se transforma na "vaca com uma mancha número...". Se errar novamente, ela será a vaca com duas manchas número...".

A regra se aplica igualmente à vaca que mancha.

Variantes Escolher duas vacas que mancham.

Estalar os dedos para marcar o ritmo.

A ARCA DE NOÉ

Jogo de observação

Número	Idade	Duração
De 6 a 40 participantes	A partir de 8 anos	De 15 a 45 minutos

Preparação

- Tirar cópias em dobro do Anexo 1 "Viva os animais" (págs 113, 114 e 115) e recortar as folhas.
- Preparar o material.

Material

- Figurinhas com o desenho e o nome de um animal (um por pessoa).

Objetivos

- Familiarizar-se com a expressão gestual.
- Interpretar as mímicas para associá-las com as palavras.
- Desenvolver o espírito de equipe através da cooperação.

DESENVOLVIMENTO

Os participantes formam duas equipes.

O jogo constitui em fazer sua equipe descobrir o nome de um animal através de mímica, sem emitir sons.

Um membro de cada equipe pega uma figurinha com o nome de um animal (os dois recebem o mesmo nome de animal).

Simultaneamente, eles imitam o animal para a sua própria equipe, durante um tempo máximo de trinta segundos.

A um sinal estabelecido, os membros de cada equipe se põem de acordo e citam um só nome de animal como resposta.

Se a resposta estiver correta, a pessoa que fez a mímica retoma seu lugar na equipe e é substituído por outro.

Se a resposta estiver errada, a pessoa muda de equipe.

O jogo continua até que todos os participantes tenham feito a mímica.

Variante Modificar o tema; escolher profissões, objetos da casa, reciclagem, charadas etc.

TIQUE-TAQUE

Jogo de observação e memória

Número	Idade	Duração
De 6 a 30 participantes	A partir de 6 anos	De 15 a 30 minutos

Preparação

- Providenciar os objetos.

Material

- Dois objetos fáceis de manipular (como saquinhos de arroz, pedrinhas, bolinhas, etc.).

Objetivos

- Associar palavras a gestos.
- Melhorar a concentração.
- Distinguir direita e esquerda.

DESENVOLVIMENTO

Os participantes se sentam formando um círculo e passam um objeto – um tique.

Mostrar um objeto para a pessoa à sua direita e dizer: "Eu passo um tique para você".

O outro responde: "Um quê?" Você responde: "Um tique" e lhe passa o objeto.

Esta pessoa, por sua vez, estende o objeto à pessoa à sua direita e diz: "Eu passo um tique para você".

O outro responde também: "Um quê?" e esta pergunta deve voltar a você que responde "Um tique" e continua com a pessoa à sua direita.

Uma cadeia se forma e se ouve uma repetição de "Um quê?", Um quê?" ou "Um tique", "Um tique".

Quando estiver bem compreendido e o tique viajando bem, começar o mesmo cenário do outro lado com um outro objeto, passando desta vez um taque.

Variantes De acordo com o número de pessoas ou apenas para se divertir adicionar mais tiques e taques.

Passar simultaneamente um tique à direita e um taque à esquerda.

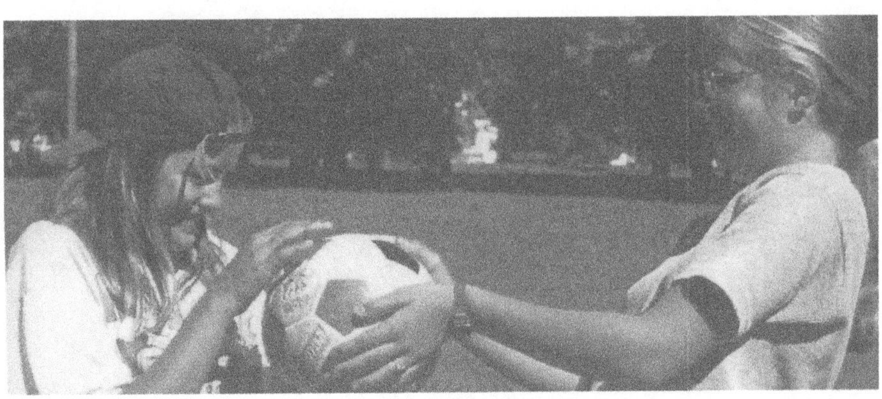

ALI BABÁ E OS QUARENTA LADRÕES

Jogo de observação

Número	Idade	Duração
De 10 a 40 participantes	A partir de 5 anos	De 10 a 25 minutos

Preparação

- Nenhuma

Material

- Nenhum

Objetivos

- Reproduzir gestos por imitação.
- Desenvolver o sentido de observação.
- Familiarizar-se com o medo do ridículo.
- Rir.

DESENVOLVIMENTO

Os participantes formam duas filas que se colocam uma diante da outra.

Em coro, os participantes dizem lentamente em cadência: "Ali Babá e os quarenta ladrões" durante todo o tempo da atividade.

Você se coloca no começo de uma das filas e faz um gesto com as mãos.

A pessoa à sua frente imita o seu gesto, depois a pessoa a seu lado imita a pessoa em frente, e assim sucessivamente, em zigue-zague.

A cadência pode variar, trazendo assim uma nova dificuldade.

Quando uma pessoa se engana, você muda de lugar com ela e recomeça.

Variante Fazer vários gestos, um seguido do outro.

40
300

O HIPNOTIZADOR

Jogo de observação e dedução

Número	Idade	Duração
De 10 a 40 participantes	A partir de 4 anos	De 10 a 30 minutos

Preparativo

- Nenhuma.

Material

- Nenhum.

Objetivos

- Reunir pista (indícios) para resolver um enigma.
- Desenvolver o sentido de observação.
- Divertir-se.

DESENVOLVIMENTO

O grupo se senta formando um círculo e escolhe uma pessoa para ser o detetive.

O detetive se retira enquanto o grupo escolhe quem vai ser o hipnotizador; depois volta para descobrir a identidade do hipnotizador.

Ele tem três chances e precisa descobrir antes que todos os participantes sejam hipnotizados.

O hipnotizador pisca para uma pessoa que, por sua vez, fica hipnotizada (deitada de costas no chão).

O detetive não pode ser hipnotizado.

O jogo termina quando todos os participantes estão hipnotizados ou quando o detetive descobre quem é o hipnotizador.

Pode se recomeçar o jogo com um novo hipnotizador.

Variante A escolha do hipnotizador pode ser feita sem o conhecimento de todos. Para tanto, pedir ao grupo que feche os olhos e escolher uma pessoa, que andará pelo espaço e tocará o ombro do futuro hipnotizador. O detetive pode ser revelado em seguida.

NOMES E EMOÇÕES

Jogo de confiança

Número	Idade	Duração
De 4 a 20 participantes	A partir de 5 anos	De 10 a 35 minutos

Preparação

- Nenhuma.

Material

- Nenhum.

Objetivos

- Expressar os sentimentos.
- Falar diante dos companheiros.

DESENVOLVIMENTO

Os participantes se deitam no chão formando um círculo.

Sugerir que sintam algum tipo de emoção.

Cada um dos participantes, na sua vez, deve exprimir esta emoção falando dela ou gritando seu nome.

Variantes Dizer a primeira palavra que vier à cabeça.

Transformar a maneira de dizer a palavra.

OS TIQUES

Jogos de imitação

Número	Idade	Duração
De 6 a 20 participantes	A partir de 5 anos	De 10 a 30 minutos

Preparativos

- Nenhum.

Material

- Nenhum.

Objetivos

- Desenvolver o sentido de observação.
- Memorizar e imitar gestos.
- Desmistificar o medo do ridículo.
- Expressar-se diante do grupo.

DESENVOLVIMENTO

Os participantes ficam em pé, formando um círculo. Cada um inventa um tique gestual e mostra aos outros, um de cada vez.

Depois que todos escolheram seu tique, alguém do grupo reproduz o seu próprio e também aquele da pessoa para quem vai enviar. Esta pessoa, por sua vez, faz seu próprio tique assim como o da pessoa para quem está enviando, e assim sucessivamente.

Variante Marcar o ritmo batendo palmas.

NAVEGAÇÃO

Jogo pedagógico

Número	Idade	Duração
De 6 a 30 participantes	A partir de 8 anos	De 20 a 60 minutos

Preparação

- Tirar cópias do Anexo 8 "Navegação" (págs 126 e 127) e recortar as folhas.

Material

- Um lenço ou um quadrado de pano.
- Figurinhas com o nome de um barco.
- Figurinhas com a descrição ou a utilidade do barco.
- Lista de perguntas sobre o barco.

Objetivos

- Familiarizar-se com o mundo da navegação.
- Aprender os termos próprios da navegação.
- Aumentar o conhecimento geral.
- Desenvolver a habilidade.

DESENVOLVIMENTO

Os participantes se dividem em duas equipes iguais, que formam duas filas frente a frente. Um lenço é colocado no chão entre as duas filas.

Cada pessoa recebe uma figurinha. Uma equipe recebe os nomes dos barcos e a outra recebe a descrição ou utilidade de um barco.

Você começa dizendo o nome de um barco, sua descrição ou sua utilidade e depois "pronto para lançar amarras".

Exemplo: "Um atuneiro e pesca de atum, pronto para lançar amarras".

As duas pessoas com as figurinhas que correspondem ao que foi dito devem correr até o centro, recolher o lenço o mais rápido possível e voltar ao seu lugar sem ser pego.

Se um for pego pelo outro, muda de equipe e ficará com o nome do barco e a descrição ou utilidade do barco da pessoa que o pegou.

O jogo prossegue da mesma maneira.

40
300

A CAÇA AO ESQUILO

Jogo de perseguição

Número	Idade	Duração
De 16 a 50 participantes	A partir de 5 anos	De 20 a 45 minutos

Preparação

- Tirar cópias da ilustração do esquilo (Anexo 9, pag 128) em folhas de cores diferentes.
- Redigir perguntas adaptadas à faixa etária dos participantes.
- Providenciar o material.

Material

- Maquilagem ou desenhos de esquilos de cores diferentes.
- Perguntas.
- Lápis e folhas de respostas (uma por grupo).
- Corda ou fio de lã para juntar os desenhos de esquilos.

Objetivos

- Participar ativamente de uma atividade de grupo.
- Construir uma estratégia de grupo.

DESENVOLVIMENTO

Escolher de quatro a dez "esquilos" entre os participantes, que colocam no pescoço um desenho de esquilo ou recebem uma "maquilagem" de esquilo.

Os outros participantes se dividem em grupos de duas a seis pessoas.

No começo da atividade, os esquilos se escondem num espaço designado previamente.

Quando julgar que está na hora, peça aos grupos que partam à procura dos esquilos e respondam às suas perguntas.

Para cada resposta correta, o esquilo deve aprovar a resposta assinando a folha. Os participantes mais jovens só precisam da assinatura dos esquilos.

Ao final, com as folhas de resposta preenchidas, os participantes se reúnem para trocar as informações.

OS REPÓRTERES

Jogo de observação

Número	Idade	Duração
De 2 a 25 participantes	A partir de 5 anos	De 15 a 90 minutos

Preparação

- Tirar cópias do Anexo 2, "Ficha pessoal" (pág 116) e recortar as folhas.
- Preparar um questionário com pistas sobre os objetos escondidos e as tarefas a realizar para obtê-los.
- Providenciar o material.
- Colocar na classe, na escola ou em outro local, objetos novos como um cartaz, um anúncio especial, mensagens, etc..

Material

- Um questionário por grupo.
- Um lápis por grupo.
- Material para esconder: objetos, mensagens, cartazes, anúncios etc.

Objetivos

- Desenvolver o sentido de observação
- Integrar novos conhecimentos.
- Familiarizar-se com o ambiente.

DESENVOLVIMENTO

Os participantes se dividem em grupos de três a seis pessoas.

Distribuir um questionário para cada grupo.

Os grupos devem caminhar pelo espaço previamente determinado e responder às perguntas, assim como realizar as provas do questionário.

Quando todas as equipes tiverem encontrado os objetos, mensagens, cartazes ou anúncios, devem integrar o grupo usando esse acervo de maneira original.

Utilizar termos jornalísticos no seu questionário e convidar os participantes a fazer o mesmo com suas notícias.

Variantes Formular perguntas em grupo e se reunir para partilhar as informações.

Animar o acontecimento jornalístico inserindo diferentes crônicas na caça às notícias.

GENTE FAMOSA

Jogo de observação

Número	Idade	Duração
De 6 a 30 participantes	A partir de 8 anos	De 20 a 60 minutos

Preparação

- Tirar cópias do Anexo 10 "Gente Famosa" (pag 129), e recortar as folhas.

Material

- Figurinhas com nomes de pessoas famosas.

Objetivos

- Cooperar com os outros participantes.
- Divertir-se.
- Desenvolver o sentido de observação.
- Memorizar informações.

DESENVOLVIMENTO

Os participantes se sentam formando um círculo.

Cole na testa de cada pessoa uma figurinha com o nome de uma pessoa famosa.

Cada um deve adivinhar o nome escrito na sua figurinha. Para isso, deve fazer uma pergunta a alguém do grupo, que lhe responde apenas "sim" ou "não". A pessoa que respondeu, por sua vez, pergunta também a alguém.

Exemplo
Diana pergunta a Bruno: "Bruno, eu sou uma cantora?"

Bruno responde: "Não, Diana, você não é uma cantora".

Bruno pergunta então à Carolina: "Carolina, eu sou um ator?"

O jogo prossegue assim até que todos tenham descoberto o nome escrito na figurinha da sua testa.

Variante Utilizar outros temas, como animais, tipos de automóveis, insetos etc.

OS MÁGICOS

Jogo de perseguição

Número	Idade	Duração
De 16 a 40 participantes	A partir de 5 anos	De 20 a 40 minutos

Preparação

- Formar duas filas de cones a uma distância de vinte metros.

Material

- Cones (facultativo).

Objetivos

- Estimular a cooperação.
- Desenvolver estratégias de equipe.
- Desenvolver o sentido de observação.
- Exercitar aptidões físicas.

DESENVOLVIMENTO

Os participantes se dividem em duas equipes.

Uma equipe representa os mágicos e a outra representa os animais.

A equipe dos animais se retira para escolher o animal que vai imitar.

As duas equipes se colocam em linha, uma em frente à outra, com um metro de distância.

A um sinal estabelecido, a equipe dos animais imita o animal escolhido.

A equipe dos mágicos deve adivinhar o animal imitado.

Se acertar, os animais fogem para a sua toca (uma das filas de cones colocadas cinco ou dez metros atrás deles).

Os mágicos correm atrás dos animais tentando pegá-los antes que cheguem ao esconderijo, para transformá-los em mágicos.

Os animais que conseguem chegar ao esconderijo estão salvos, enquanto que os que forem pegos devem mudar de equipe.

Alternar as equipes no papel de animais e mágicos para que não haja perdedores.

Variantes Estabelecer que quando os mágicos transformam os animais, eles ficam unidos e devem ficar parados no lugar. No entanto, podem interceptar os animais que passam ao alcance da mão e que ficam também unidos a eles.

Estabelecer que os animais pegos devem ficar de braços dados com os mágicos e segui-los por toda parte.

OS CONTRABANDISTAS

Jogo de perseguição

Número	Idade	Duração
De 16 a 40 participantes	A partir de 10 anos	De 30 a 60 minutos

Preparação

- Tirar cópias do Anexo 11, "Objetos para os contrabandistas" (pags 130 e 131) e recortar as folhas.

Material

- Figurinhas com as mensagens dos contrabandistas.

Objetivos

- Conhecer os objetos que podem passar na alfândega legalmente.
- Desenvolver estratégias de equipe.
- Aprender a formular claramente o pensamento.

DESENVOLVIMENTO

O lugar ideal para este jogo é num gramado.

Os participantes se dividem em dois grupos. O grupo dos contrabandistas é formado por ¾ dos participantes e o resto forma o grupo dos alfandegários.

Os contrabandistas tem vários objetos em suas malas e querem passar na alfândega sem declará-los.

Os alfandegários tentam pegá-los para interceptá-los.

Quando um membro do grupo dos contrabandistas é pego, deve responder a três perguntas do alfandegário que o pegou, que quer saber em que lugar ele escondeu o objeto.

As perguntas podem ser deste tipo: "Você escondeu o objeto dentro do seu bolso esquerdo?", "Você escondeu o objeto na sua orelha direita?", "Você escondeu o objeto no seu sapato esquerdo?" Mas os contrabandistas não devem responder à pergunta: "Onde está o objeto?"

Se depois de três perguntas o objeto não for encontrado, a pessoa interceptada pode continuar seu caminho.

Se o objeto for encontrado, deve ser entregue a quem fez a pergunta e passa a fazer parte do grupo dos alfandegários.

O jogo continua até terminarem os contrabandistas.

Variante Usar uma fantasia para jogar, aumentando assim o número de lugares para esconder as mensagens.

O PÁSSARO NA GAIOLA

Jogo de movimento

Número	Idade	Duração
De 12 a 30 participantes	A partir de 8 anos	De 15 a 45 minutos

Preparação

- Tirar cópias do Anexo 12 "Os mais belos pássaros" (pag 132) e recortar as folhas.

Material

- Figurinhas com o desenho e o nome de um pássaro.

Objetivos

- Aprender novos nomes de pássaros.
- Associar palavras às imagens.

DESENVOLVIMENTO

Os participantes recebem uma figurinha onde está escrito o nome de um pássaro e ficam em pé formando um círculo.

Uma pessoa fica no meio do círculo, é o pássaro na gaiola.

O pássaro da gaiola tentará fugir para ficar livre.

Você chama dois pássaros para ajudá-lo.

Os pássaros chamados devem mudar de lugar e, enquanto eles se movem, o pássaro da gaiola tentará pegar o lugar de um deles para ficar livre.

Variantes O pássaro da gaiola se senta com as pernas cruzadas no meio do círculo.

Dizer vários nomes de pássaros ao mesmo tempo, também nomes que não existem.

40
300

POLO NORTE

Jogo de consenso e pedagógico

Número	Idade	Duração
De 6 a 30 participantes	A partir de 10 anos	De 25 a 90 minutos

Preparação

- Tirar cópia do Anexo 13, "Polo Norte" (pag 133 do livro).

Material

- Lista dos objetos arrumados por ordem de importância (objetos reais ou figurinhas com o desenho e nome dos objetos).

Objetivos

- Participar de uma atividade de consenso.
- Aprender a defender seu ponto de vista.
- Exercitar a escuta e a análise.

DESENVOLVIMENTO

Depois de uma aterrissagem forçada, os participantes se encontram no Polo Norte.

Eles dispõem apenas de quinze objetos além de suas roupas.

Devem fazer a lista destes objetos por ordem de importância, levando em conta que estão no Polo Norte e não sabem quando chegará o socorro.

Os participantes devem discutir a importância destes objetos e colocar-se de acordo sobre a ordem de prioridade a ser dada.

Eis a lista dos objetos:

Uma caixa de fósforos, uma lata de biscoitos, um paraquedas, um cobertor de lã, uma faca, uma garrafa de água, uma mochila, uma caixa de conserva, um suéter, uma garrafa de uísque, uma raquete de tênis, uma bola, uma barra de chocolate, um jornal, uma caixa de primeiros socorros.

Os participantes devem chegar à seguinte ordem de prioridade:

1 - Paraquedas para fazer um abrigo e se proteger da chuva e do frio.
2 - Cobertor de lã para se aquecer.
3 - Roupa quente para se aquecer.
4 - Fósforos para acender fogo.
5 - Jornal para acender o fogo.
6 - Chocolate para comer.
7 - Caixa de biscoitos para comer e depois servir para conservar alimentos ou como panela.
8 - Caixa de conserva para comer; depois de vazia serve para derreter a neve e obter água para beber.
9 - Faca para caçar, fazer buracos na neve para pescar, para trabalhar e cortar objetos.
10 - Raquete de tênis para caminhar na neve ou para cavar.
11 - Caixa de primeiros socorros.
12 - Mochila para trazer alimento de caça ou buscar ajuda (não é recomendável se separar, é melhor ficar em grupo).

13 - Garrafa de uísque para desinfetar ferimentos, porque o álcool esfria o sangue e não o aquece conforme a crença popular.

14 - Bola para jogar e se movimentar.

15 - Garrafa de água: objeto inútil no Polo Norte, porque a água congela e quebra a garrafa; para beber água basta derreter a neve.

Existem dois obstáculos importantes a superar para sobreviver em baixas temperaturas. Primeiro é preciso proteger-se do frio e do vento, depois é importante encontrar uma forma de obter alimento. É necessário beber muita água, porque pode-se sobreviver muitos dias apenas bebendo água.

Variantes Mudar a lista de objetos.

Fazer o mesmo exercício, com uma aterrissagem no Sul.

Fazer uma ligação com exercícios de sobrevivência.

Para as crianças com menos de oito anos, ressaltar no jogo a figura do piloto e dos comissários de bordo. Em seguida, eles devem encontrar os objetos e citar os três mais importantes.

Eu coopero usando um paraquedas

O paraquedas é feito com grande quantidade de um tecido específico que se compra em lojas especializadas. No entanto, também pode ser feito com um tecido sintético leve, à base de nylon.

Nas atividades que se seguem, o número de participantes pode variar segundo o tamanho do paraquedas disponível. Existem paraquedas que abrigam dez, vinte e quatro ou trinta pessoas.

Você pode realizar as atividades, uma seguida da outra, ou contando uma história simultaneamente. Nos dois casos, é preciso dedicar um tempo para que os participantes se familiarizem com o paraquedas.

A história

As palavras em negrito representam os jogos que podem ser feitos com um paraquedas. Os pontos de suspensão permitem que você improvise.

Eu estou no avião e chego a... O avião está com problemas... Eu tenho que saltar de paraquedas... Lá embaixo está o oceano... e muitas **ondas**... *eu tenho medo de cair na água... e de ficar no meio dos* **tubarões**...
Finalmente, eu saio do avião, sem saber muito bem como... eu caio sobre... Eu me desembaraço do paraquedas... Ouço um ruído estranho; é... Eu imito uma **avestruz**... *Depois de me dar conta do ridículo da situação porque era apenas um... eu rodo como um* **carrossel**... *então vejo aterrissar na ilha uma caixa de provisões... A noite chega, eu monto a minha* **tenda**... *e me deito... no escuro. Começo a ouvir ruídos; parece que vejo um morcego... O que me faz pensar em* **Batman**... *Na manhã seguinte, fico com muita fome... Vou dar uma olhada na caixa de provisões... E encontro tudo o que preciso para preparar uma deliciosa* **omelete** *de* **cogumelos**... *Eu decido explorar minha ilha com mais profundidade... As cores são lindas... eu vejo com grande surpresa um* **gato** *e um* **rato**, *eles... Finalmente, um barco chega para me salvar, eu pulo de alegria... Chegando em casa, eu faço uma* **pipoca** *e vou jogar* **bola** *com meus amigos...*

Ondas

O participantes levantam e abaixam alternadamente o paraquedas para formar as ondas.

Tubarões

Todos os participantes se sentam no chão com as pernas embaixo do paraquedas fazendo "Ú! Ú!" enquanto ondulam o paraquedas com as mãos. Uma pessoa embaixo do paraquedas faz o papel do tubarão e tenta "devorar" os participantes puxando-os pelo calcanhar. Os participantes devorados se transformam em tubarões também.

Avestruz

Os participantes levantam o paraquedas, que está aberto no chão, estendendo os braços para o alto. Quando estiver no alto, todos avançam para o centro. Depois puxam o tecido em volta do pescoço e se deitam de barriga para baixo (não se deve ver a abertura).

O paraquedas forma uma tenda e os participantes são as avestruzes. Você pode aproveitar a ocasião para contar uma história enquanto as avestruzes não podem se olhar, terminando antes que fique pouco ar debaixo do paraquedas.

Carrossel

Os participantes seguram a borda do paraquedas e giram no mesmo sentido cantando canções de roda. Podem também fazer algumas ondulações como os cavalos do carrossel. Depois, a um sinal convencionado, mudam a direção do carrossel.

Variantes Girar ao ritmo da canção.
Girar imitando animais.
Girar modificando o passo (saltando num pé só etc.)

A tenda

Os participantes levantam o paraquedas do chão até acima da cabeça, com os braços para o alto. Quando o paraquedas ainda estiver no alto, os participantes dão dois passos em direção ao centro e sentam sobre a beirada do tecido. Os participantes ficam dentro do paraquedas como dentro de uma grande tenda. Não se deve deixar nenhuma abertura.

Batman

Os participantes formam três filas com dez metros de distância uma da outra. Uma das três equipes leva o paraquedas nas costas como Batman e corre até a outra equipe, atirando o paraquedas sobre ela. A segunda equipe, por sua vez, corre para atirá-lo sobre a terceira equipe que o devolve à primeira. Fica mais engraçado se estiverem todos cantarolando o tema do filme *Batman*.

Variante Contar uma história pequena sobre Batman entre as sequências. Cada vez que o nome Batman for pronunciado, recomeçar a corrida.

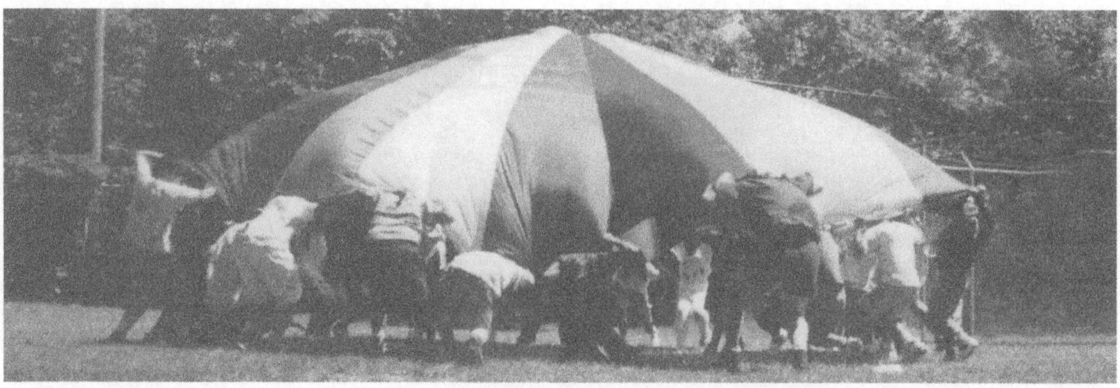

A omelete

Todos os participantes se transformam em ajudantes de cozinha, você faz o papel do cozinheiro chefe e o paraquedas é a omelete que é preciso girar na frigideira. Ao primeiro sinal do cozinheiro chefe, os ajudantes levantam a omelete (o paraquedas) até o alto dos braços. Um pouco antes de estender completamente os braços, ao segundo sinal do cozinheiro, todo mundo joga o paraquedas para o alto. Ele deve fazer uma "volta"; como a omelete dentro da frigideira.

Cogumelo

Os participantes levantam o paraquedas para o alto três vezes seguidas e abaixam rapidamente. Na última vez, eles deixam o paraquedas no alto e dão dois ou três passos em direção ao centro, depois trazem a ponta do paraquedas até a cintura. O paraquedas forma assim um enorme cogumelo.

O gato e o rato

Os participantes ondulam o paraquedas. A pessoa que faz o papel do gato, tira os sapatos e anda de quatro patas em cima do paraquedas. Quem faz o papel de rato deve ficar embaixo do paraquedas. O gato quer pegar o rato através do paraquedas. As pessoas em volta do paraquedas continuam com as ondulações para proteger o rato.

Pipoca

Colocar vários balões de encher sobre o paraquedas, que se transforma na panela de fazer pipoca. Os participantes pegam a "panela" e ondulam o paraquedas, levantando e abaixando os braços. As bolas voam como pipoca estourando. Cuidado para que não deixar cair fora da panela, seria um desperdício.

Variante Adicionar outros objetos como bolas de tênis, saquinhos de areia etc.

Balão

Os participantes ondulam o paraquedas, levantando e abaixando os braços. Colocar um balão sobre o paraquedas. Todo mundo tenta fazer o balão entrar na abertura do centro do paraquedas.

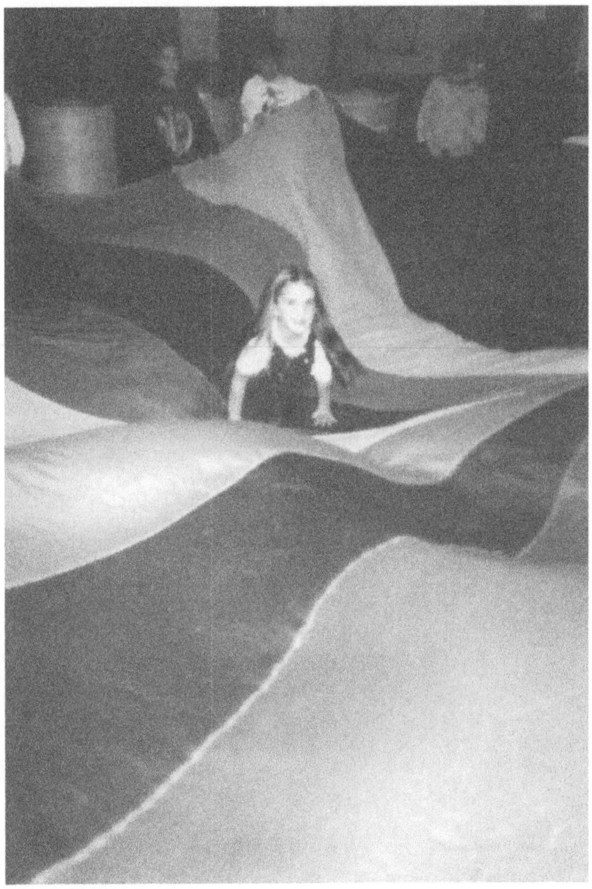

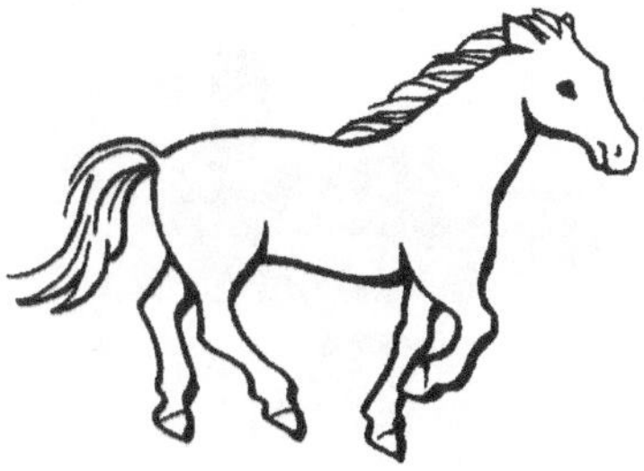
CAVALO

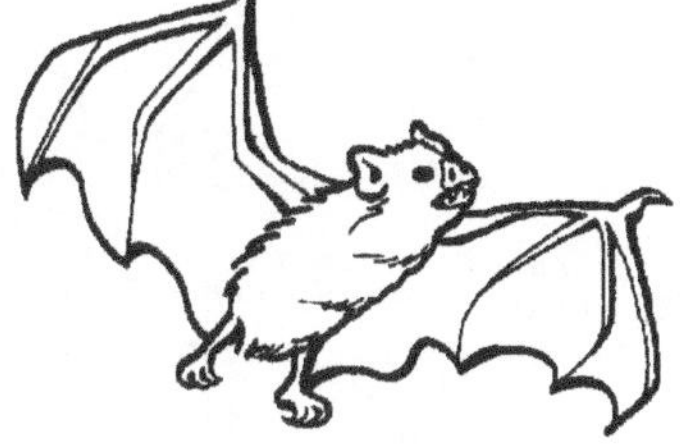
MORCEGO

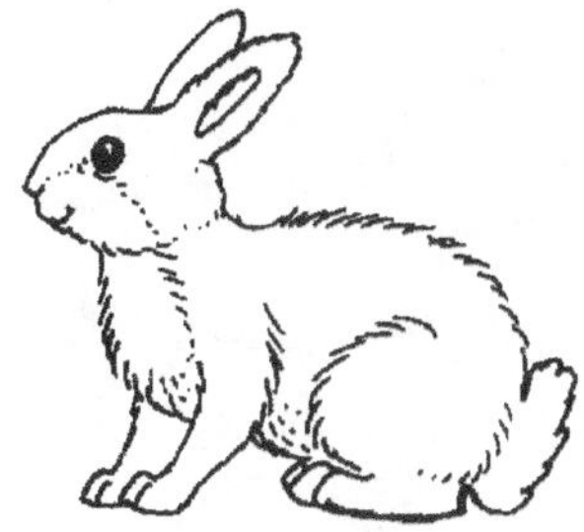
COELHO

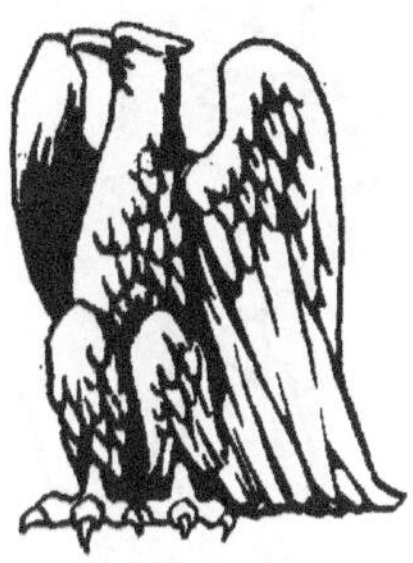
ÁGUIA

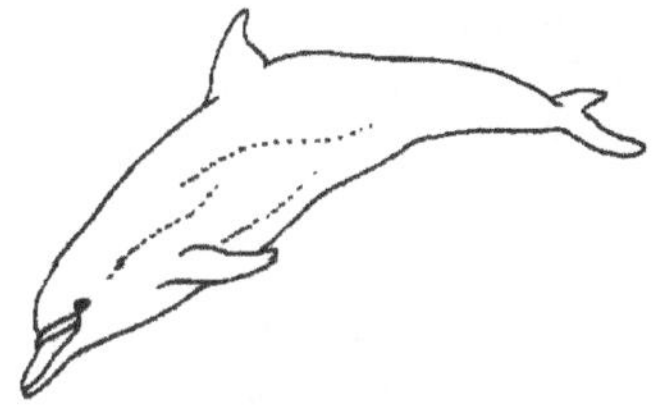
GOLFINHO

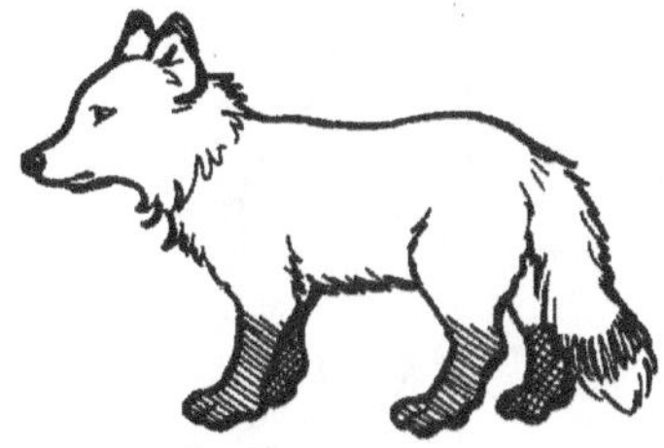
RAPOSA

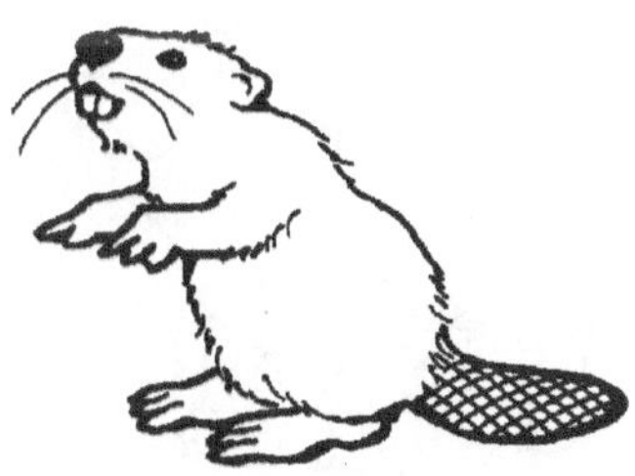
CASTOR

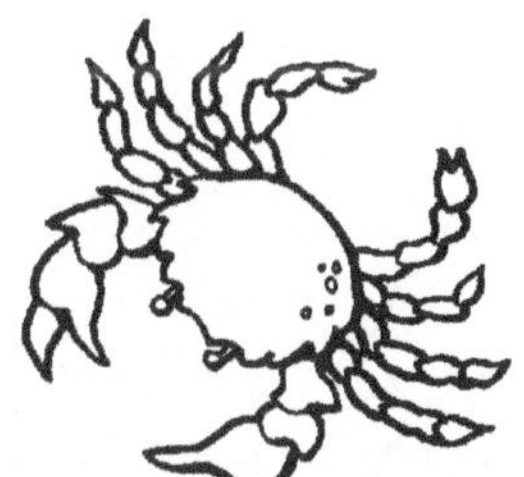
CARANGUEJO

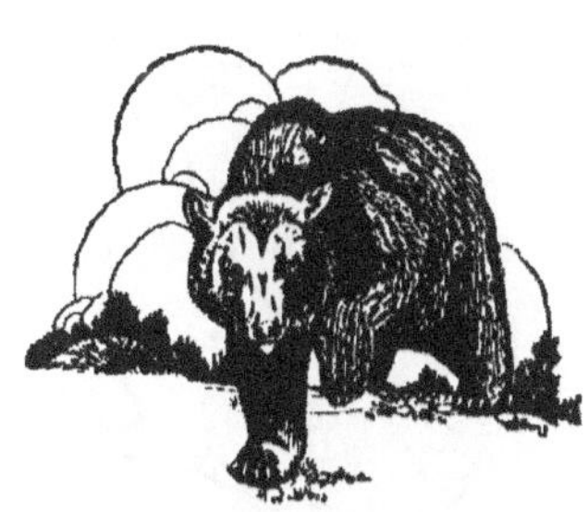
URSO

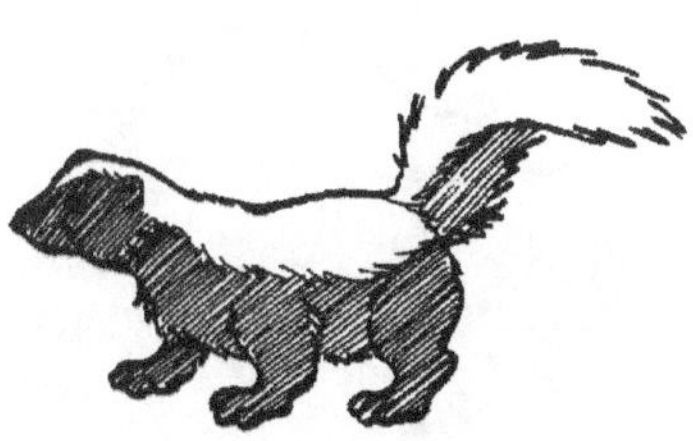
GAMBÁ

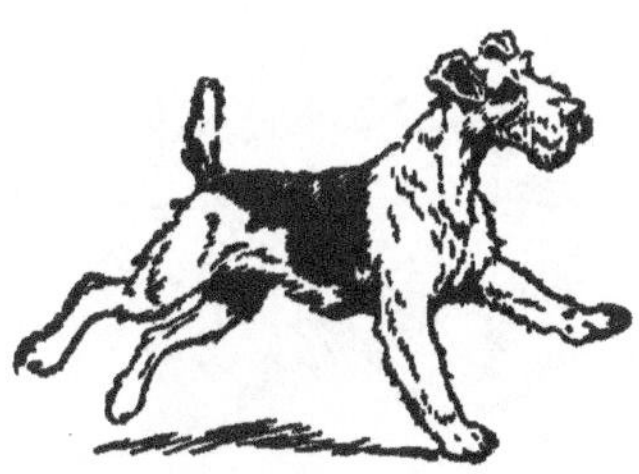
CACHORRO

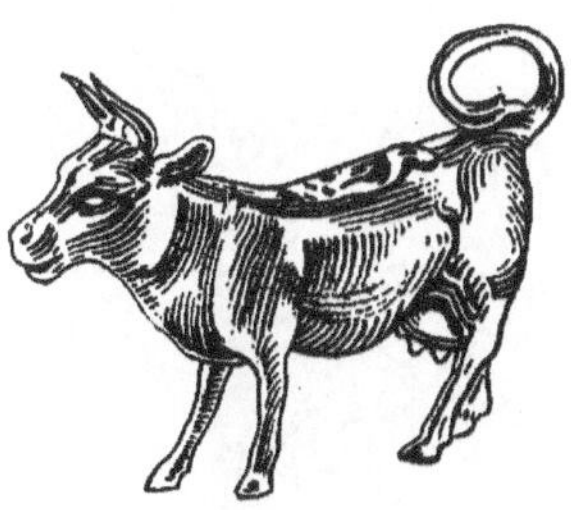
TOURO

ANEXO 1 - VIVA OS ANIMAIS

PARA OS JOGOS: Qual é o meu animal?, O eco das montanhas, O zoológico, Quem grita mais?, O farol, A arca de Noé

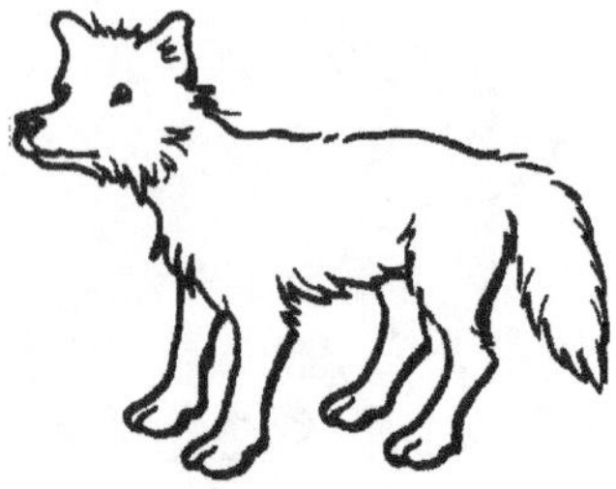

COIOTE

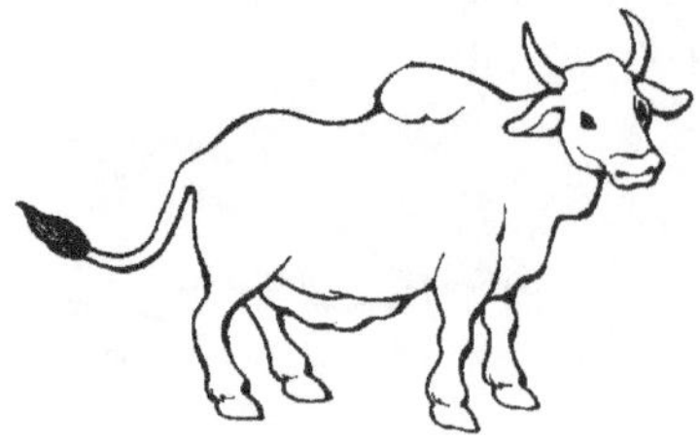

VACA

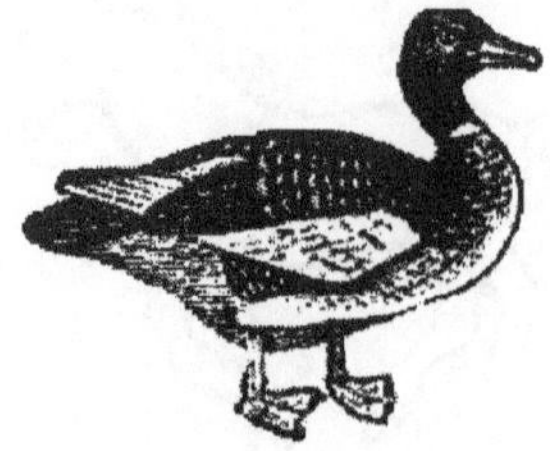

PATO

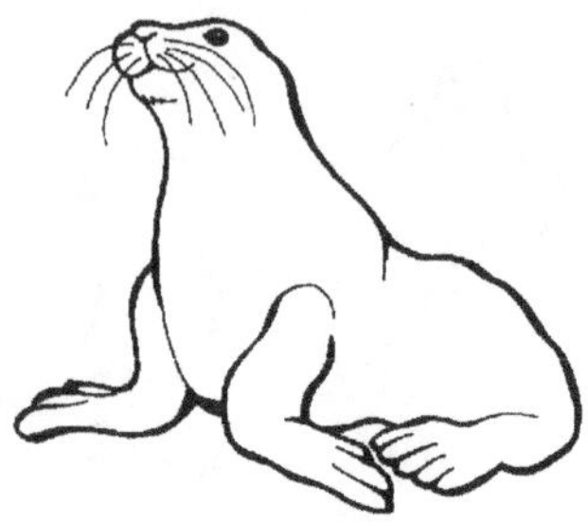

FOCA

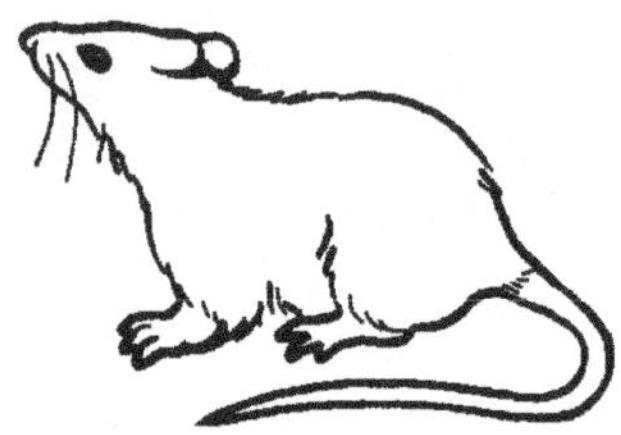

RATO

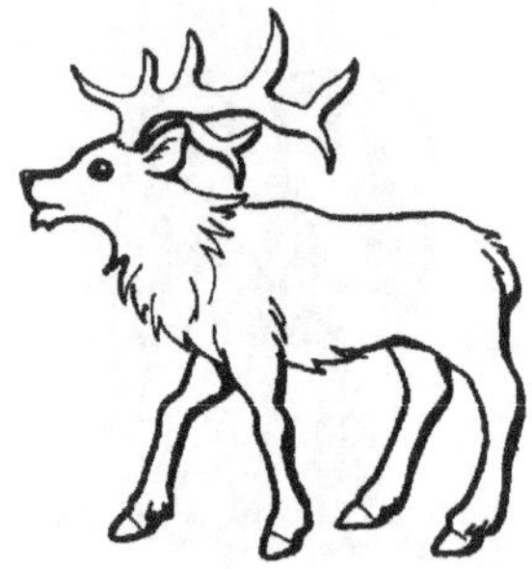

VEADO

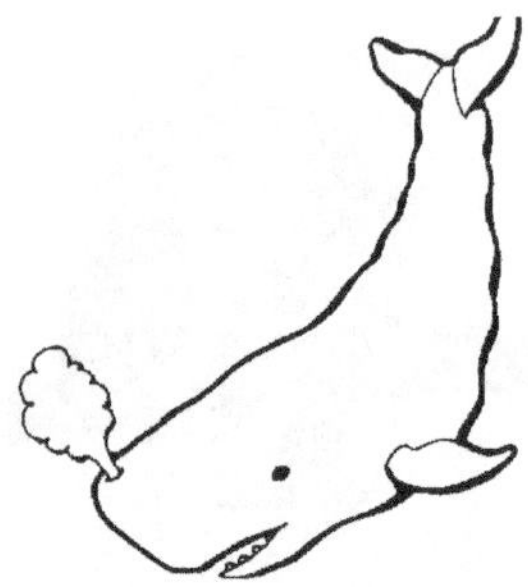

BALEIA

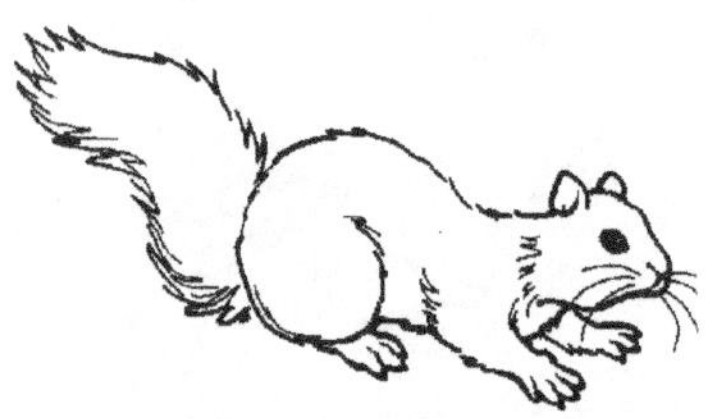

ESQUILO

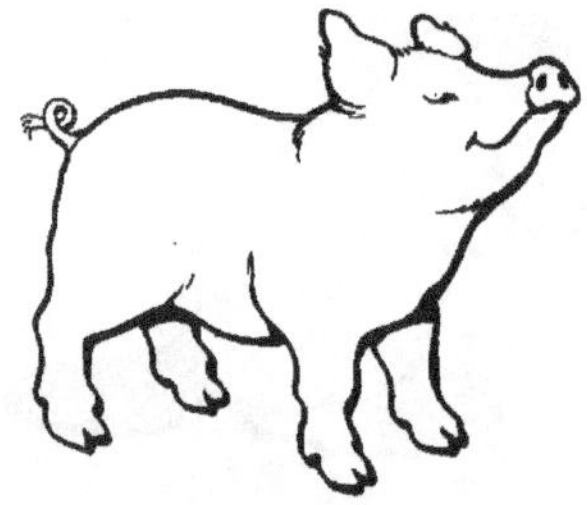

PORCO

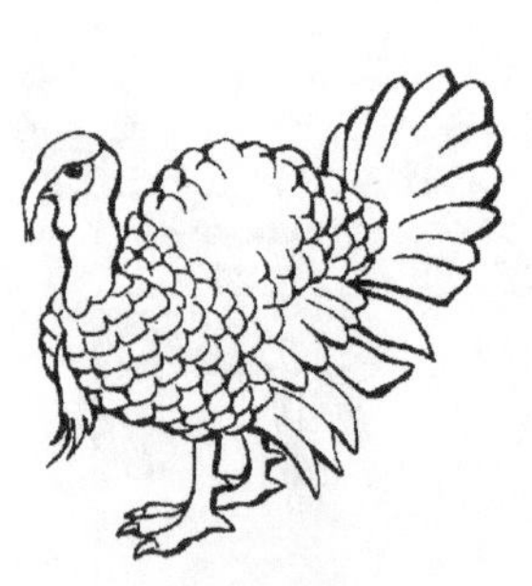

PERU

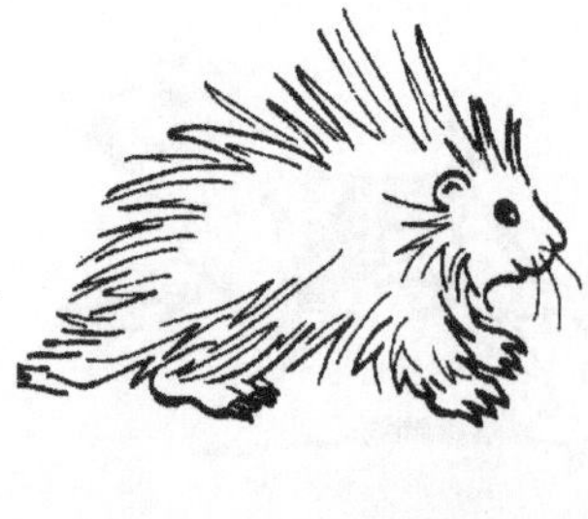

PORCO-ESPINHO

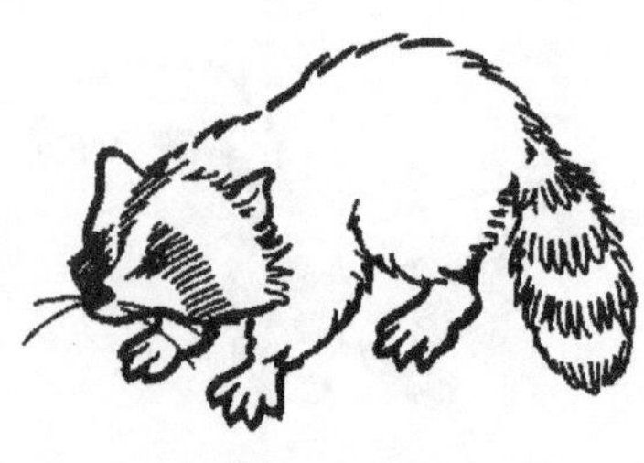

RACUM

ANEXO 1 - VIVA OS ANIMAIS

PARA OS JOGOS: Qual é o meu animal?, O eco das montanhas, O zoológico, Quem grita mais?, O farol, A arca de Noé

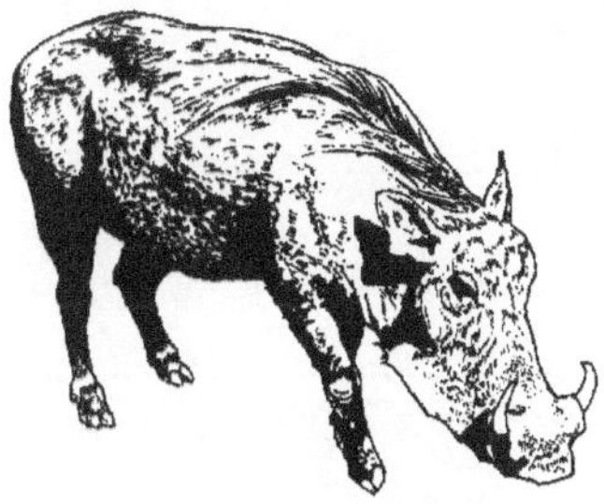

JAVALI

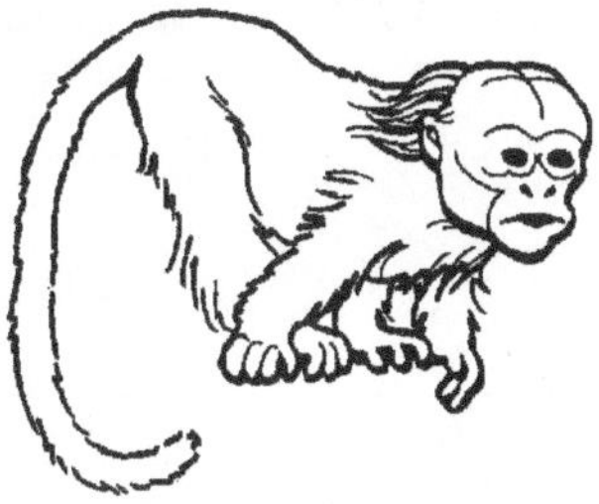

MACACO

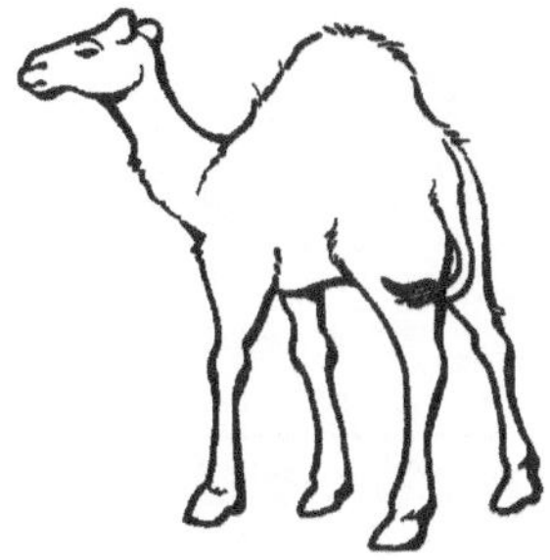

DROMEDÁRIO

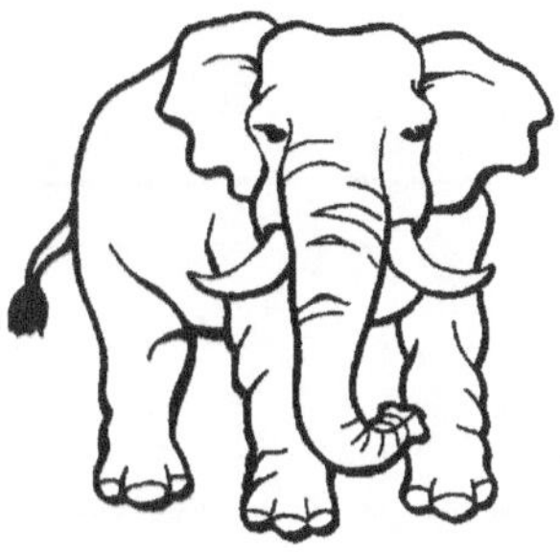

ELEFANTE

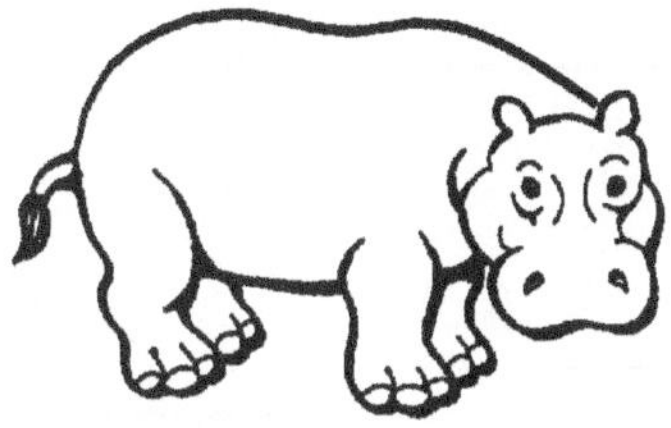

HIPOPÓTAMO

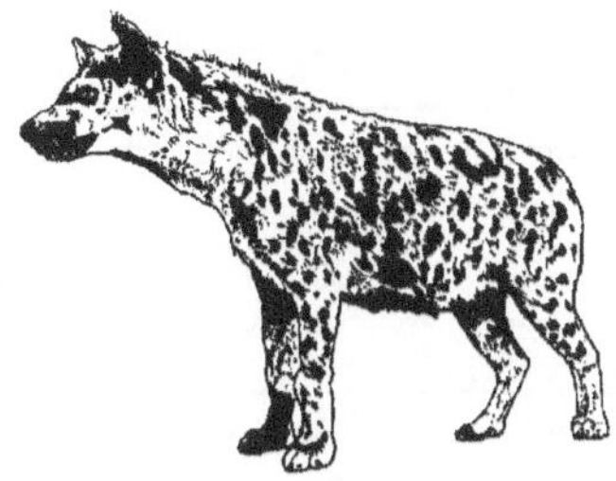

HIENA

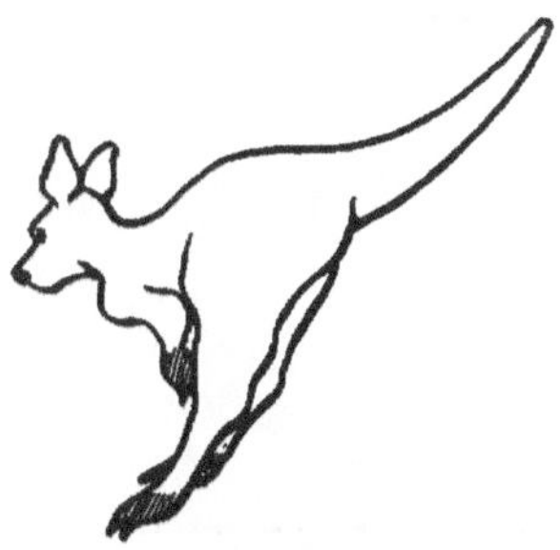

CANGURU

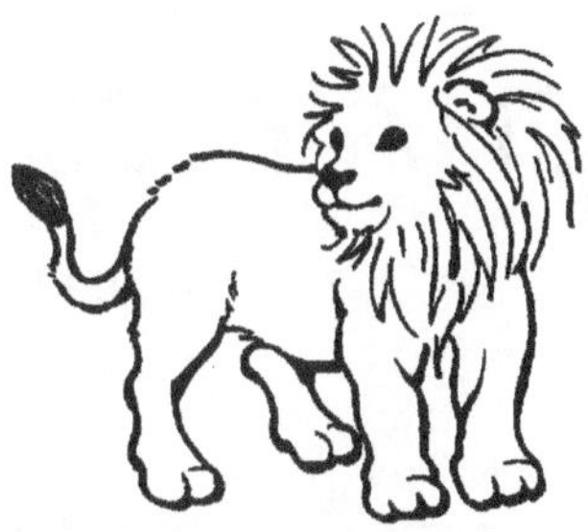

LEÃO

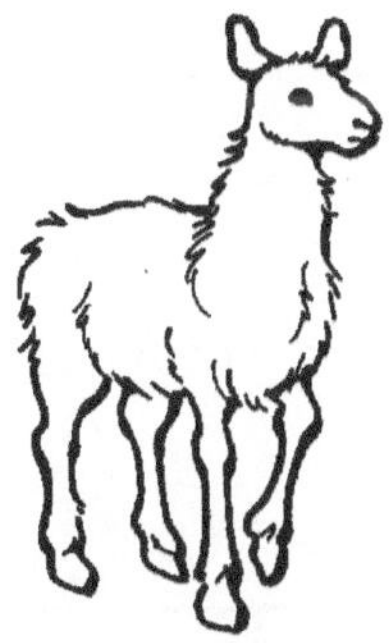

LHAMA

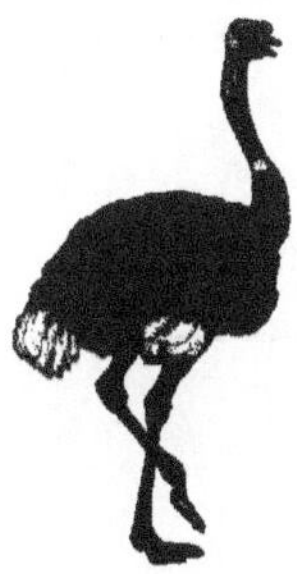

AVESTRUZ

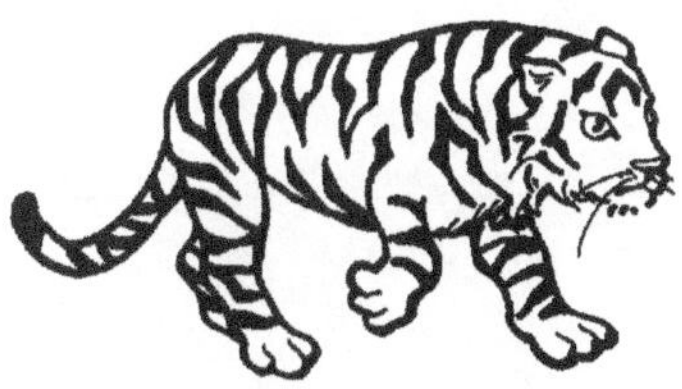

TIGRE

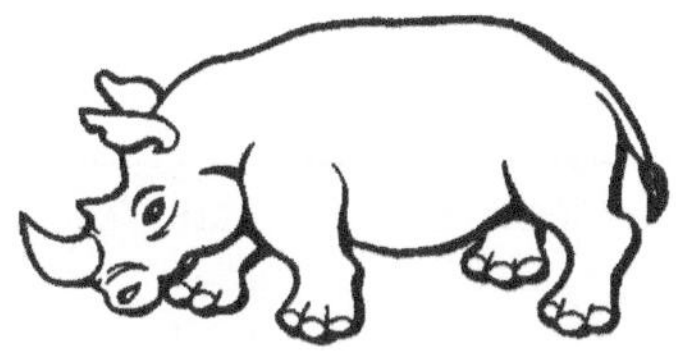

RINOCERONTE

ANEXO 1 - VIVA OS ANIMAIS

PARA OS JOGOS: Qual é o meu animal?, O eco das montanhas, O zoológico, Quem grita mais?, O farol, A arca de Noé

FICHA PESSOAL

Qual a sua maior qualidade?

Em que bairro você mora?

Onde você nasceu?

Qual o objeto que mais o impressiona?

Qual a sua fruta preferida?

Qual o seu nome?

Que meio de transporte você prefere?

FICHA PESSOAL

Qual a sua maior qualidade?

Em que bairro você mora?

Onde você nasceu?

Qual o objeto que mais o impressiona?

Qual a sua fruta preferida?

Qual o seu nome?

Que meio de transporte você prefere?

ANEXO 2 — FICHA PESSOAL

Para os jogos: *Os repórteres, A outra metade*

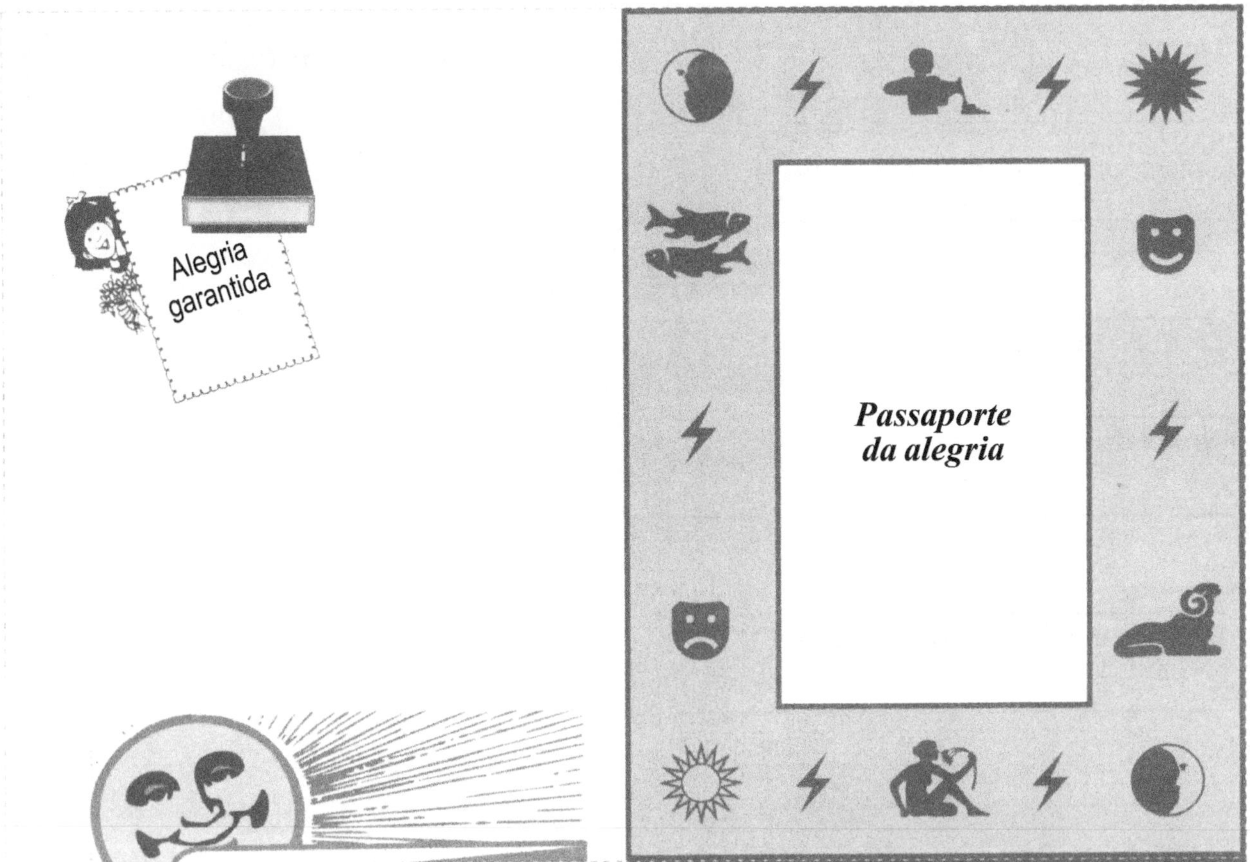

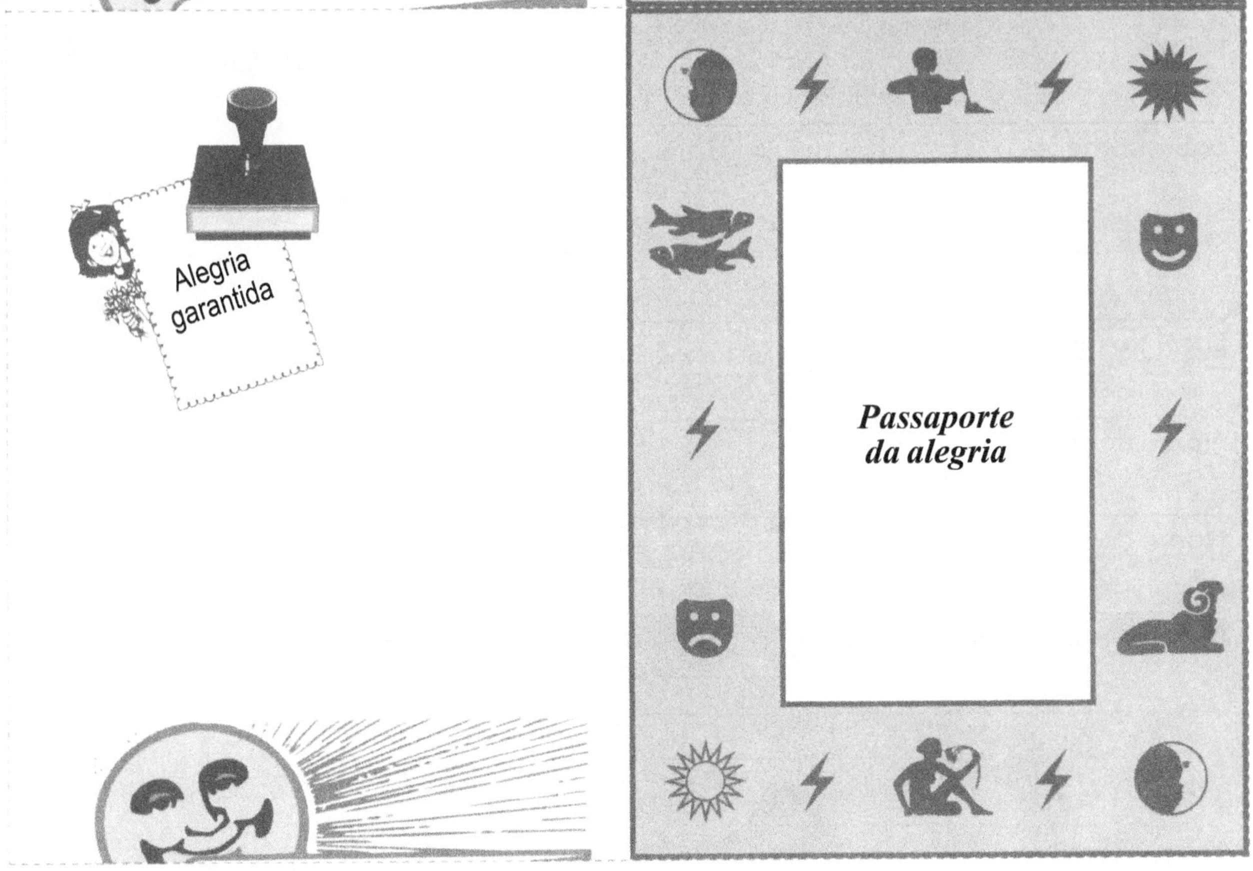

ANEXO 3 — PASSAPORTE

Para o jogo: A fronteira

Nome

____

Sobrenome

____

Data de nascimento

____

Local de nascimento

____

Nome do pai

____

Nome da mãe

____

Data de entrega do passaporte

____

Vistos/atividades

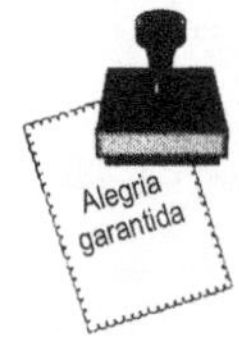

Nome

____

Sobrenome

____

Data de nascimento

____

Local de nascimento

____

Nome do pai

____

Nome da mãe

____

Data de entrega do passaporte

____

Vistos/atividades

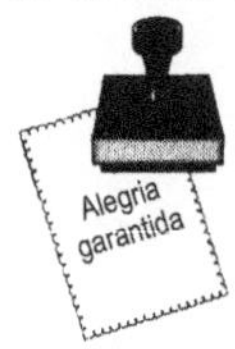

ANEXO 3 — PASSAPORTE

Para o jogo: A fronteira

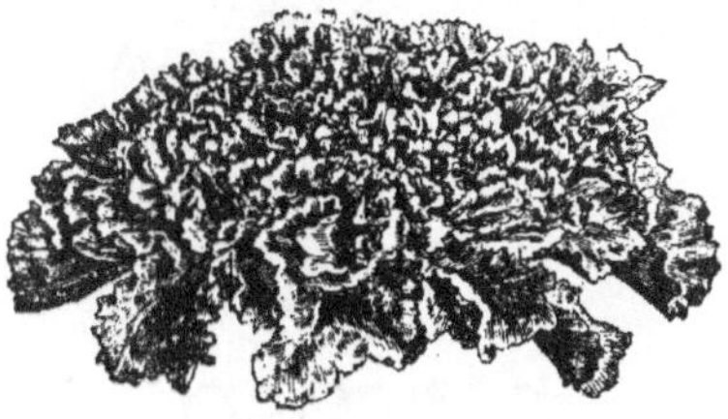

ALFACE

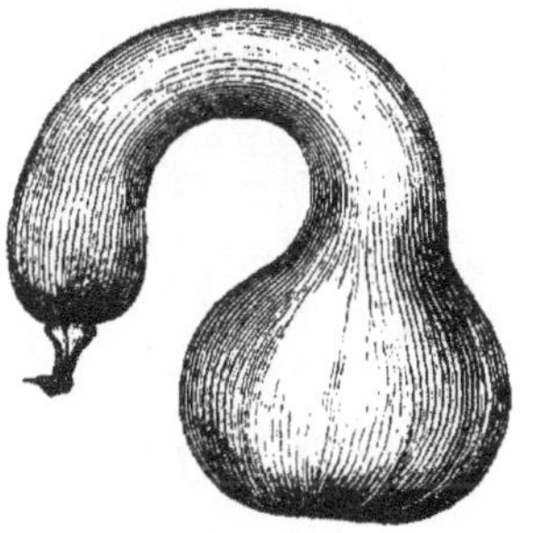

ABÓBORA

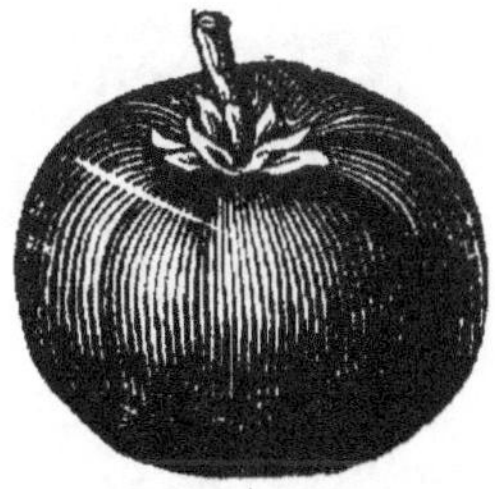

TOMATE

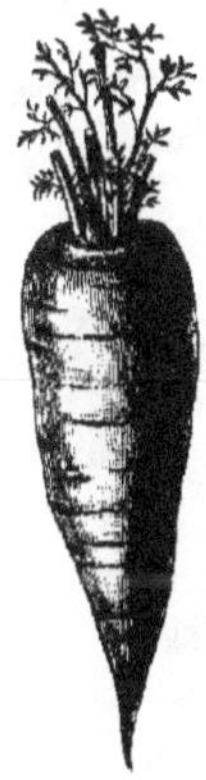

CENOURA

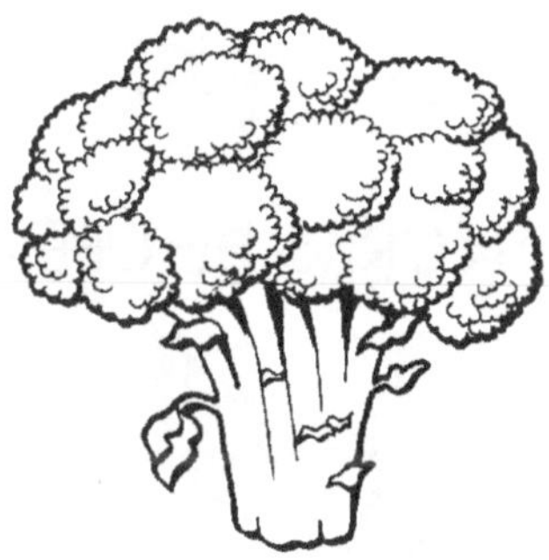

BRÓCOLIS

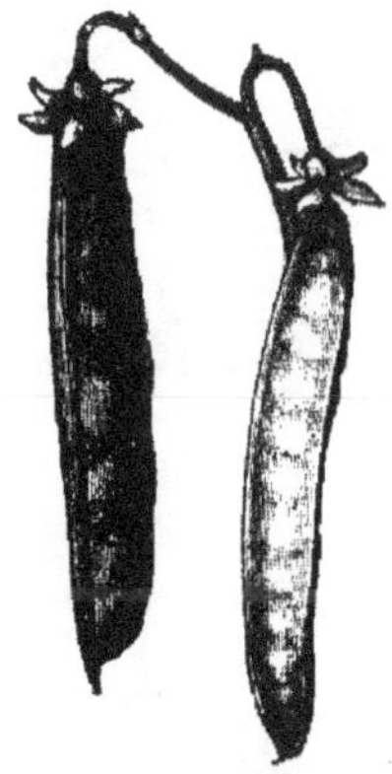

VAGEM

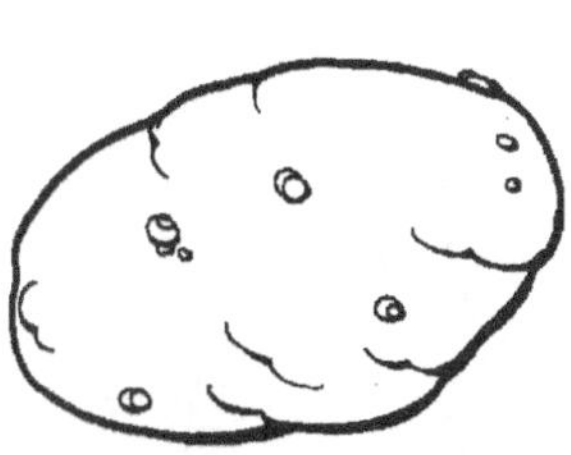

BATATA

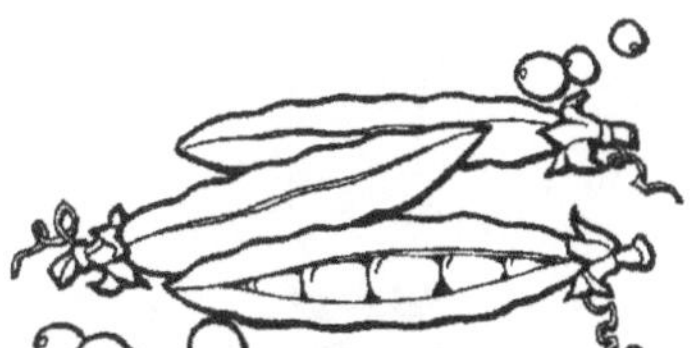

ERVILHA

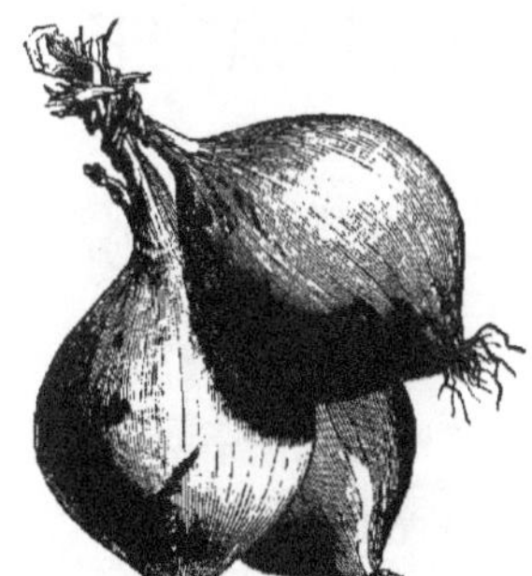

CEBOLA

ANEXO 4 — COMO NA HORTA

Para o jogo: Salada com molho

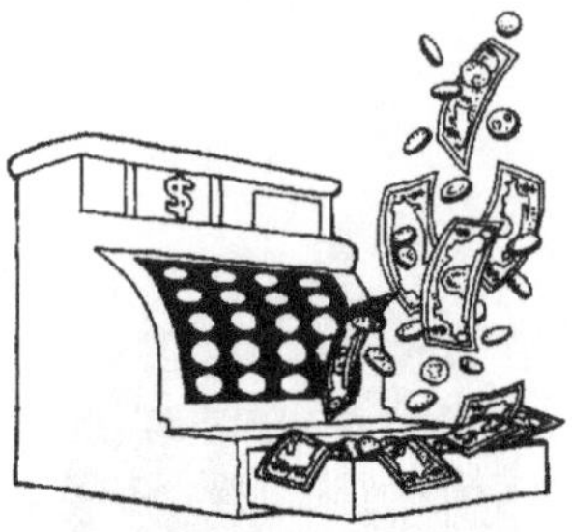

CAIXA REGISTRADORA

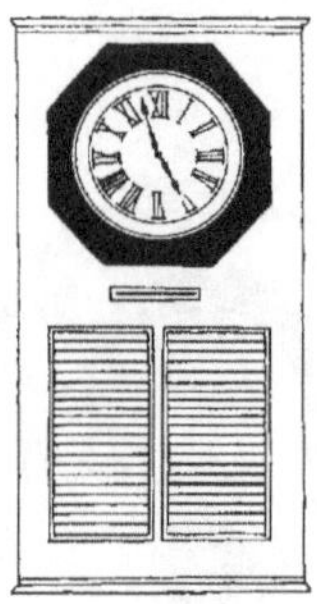

RELÓGIO

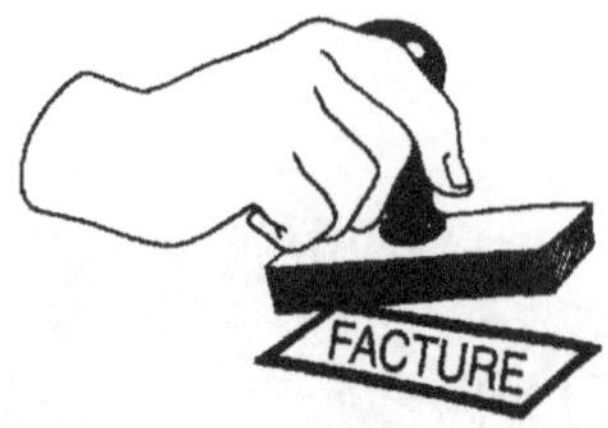

CARIMBO

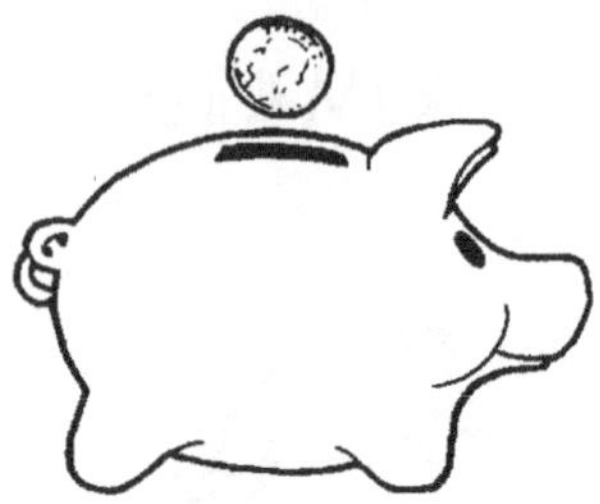

COFRE

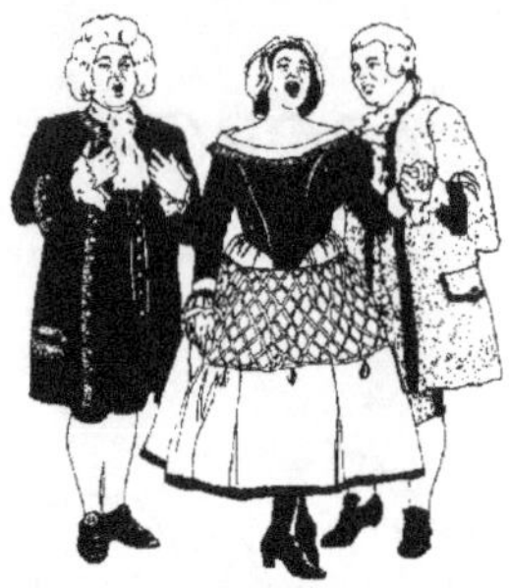

CANTORES DE ÓPERA

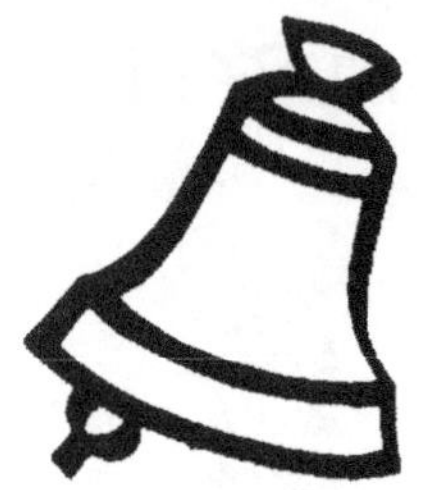

SINO

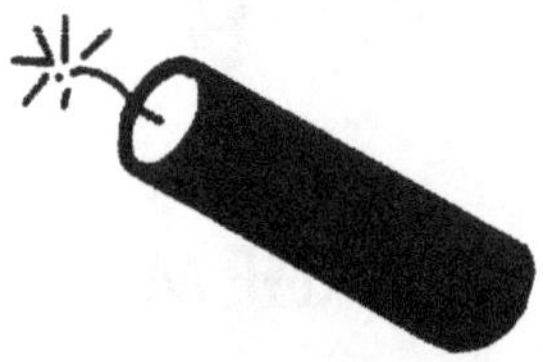

DINAMITE

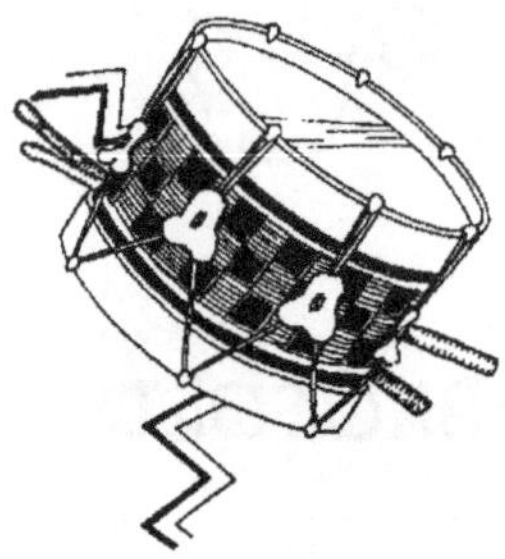

TAMBOR

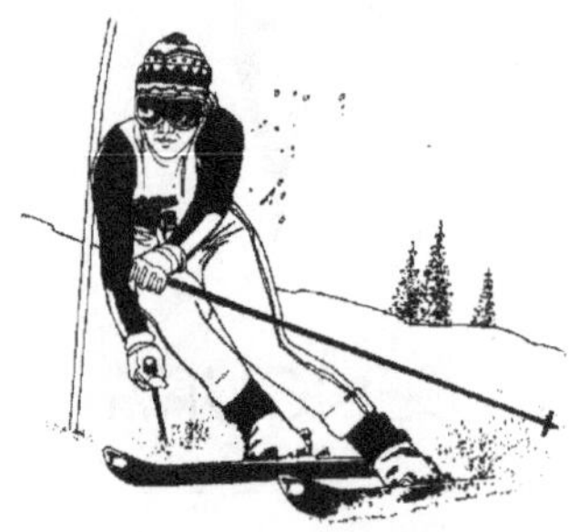

ESQUIADOR

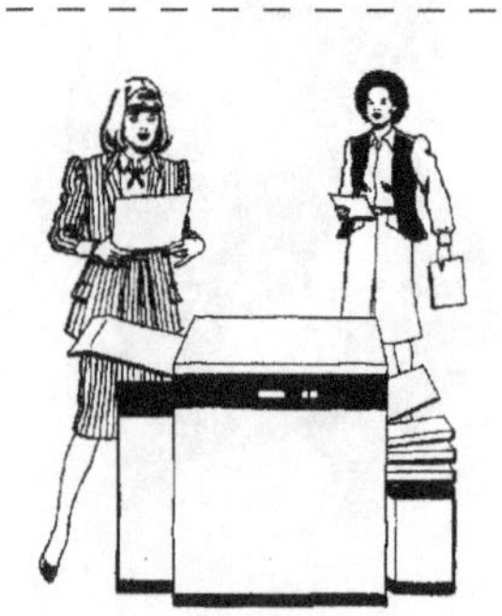

XEROX

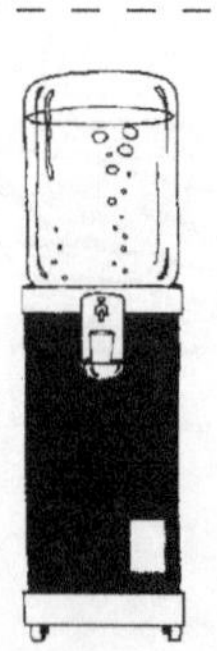

BEBEDOURO

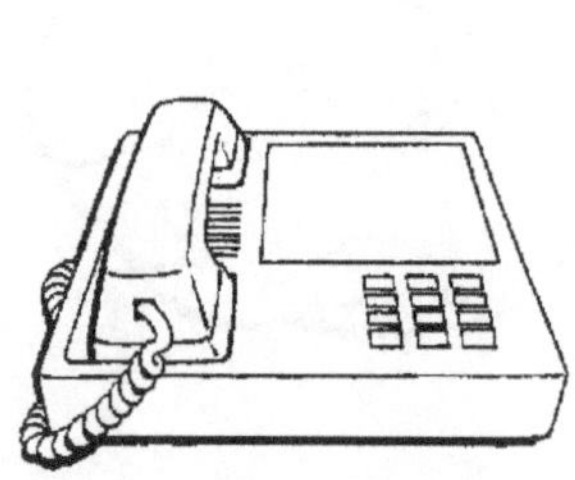

TELEFONE

ANEXO 5 — SONS DIVERSOS

Para os jogos: Qual é o meu animal?, O eco das montanhas, Quem grita mais? O farol

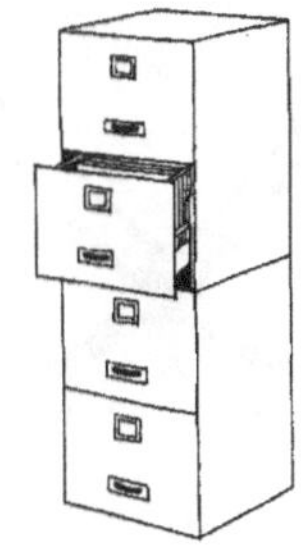

ARQUIVO

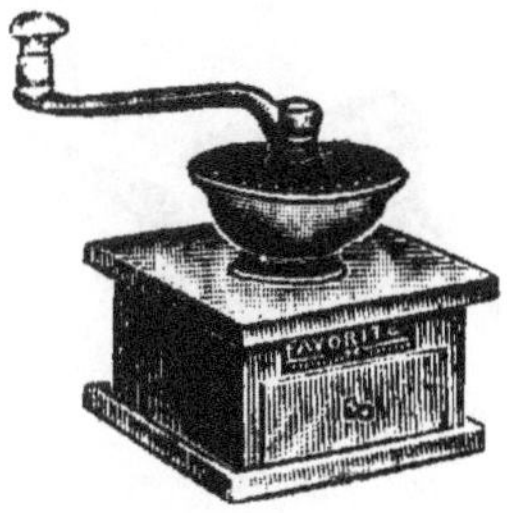

MOEDOR DE CAFÉ

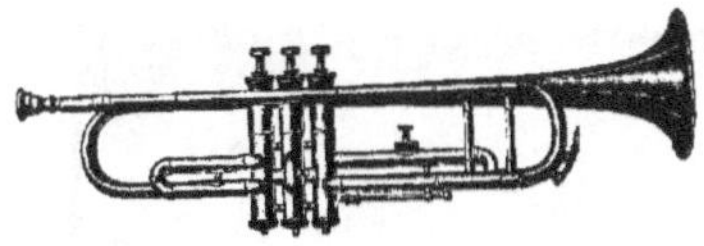

TROMPETE

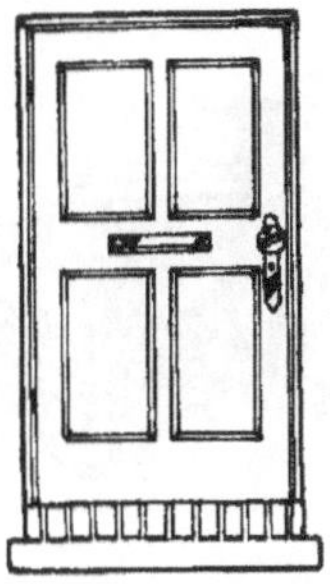

PORTA

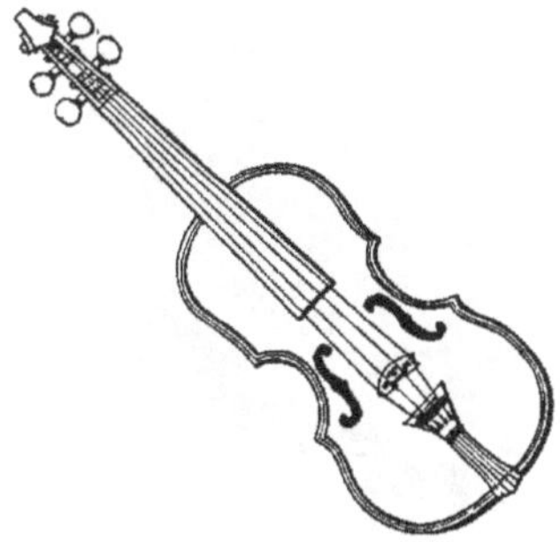

VIOLINO

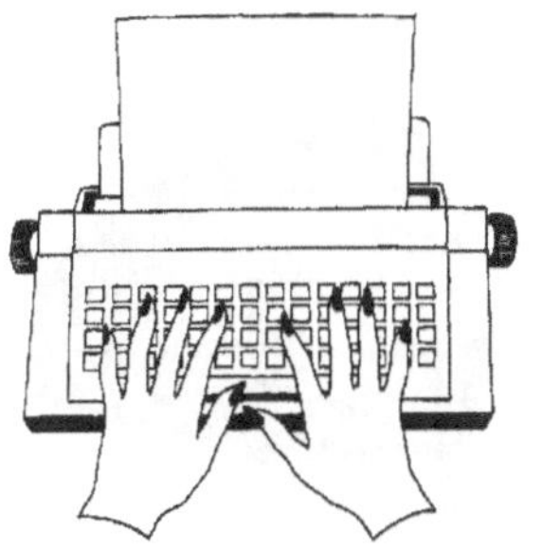

MÁQUINA DE ESCREVER

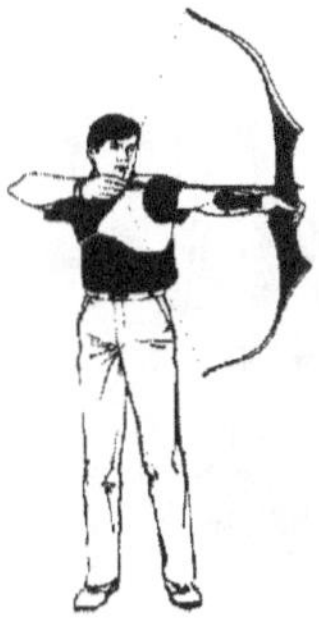

FLECHA

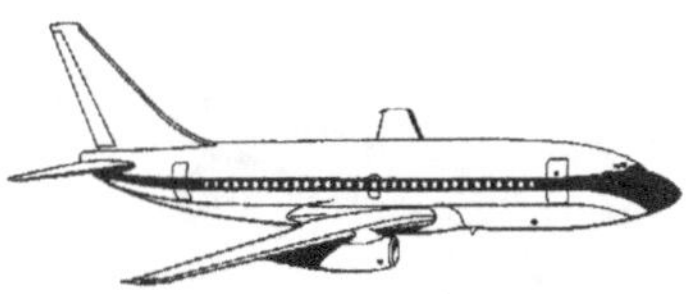

AVIÃO

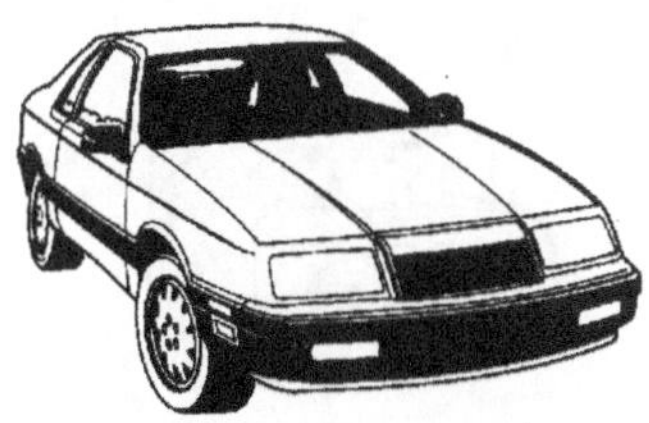

AUTOMÓVEL

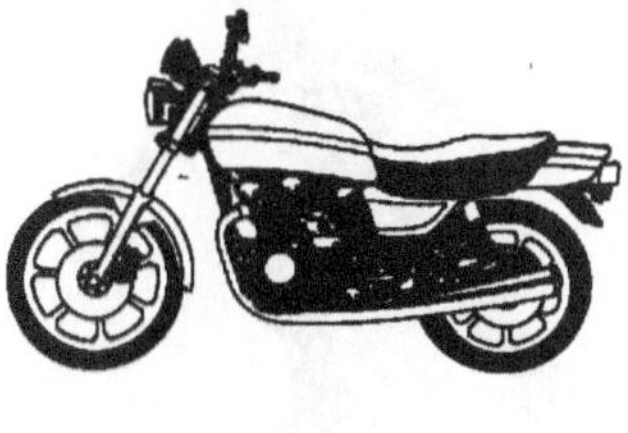

MOTO

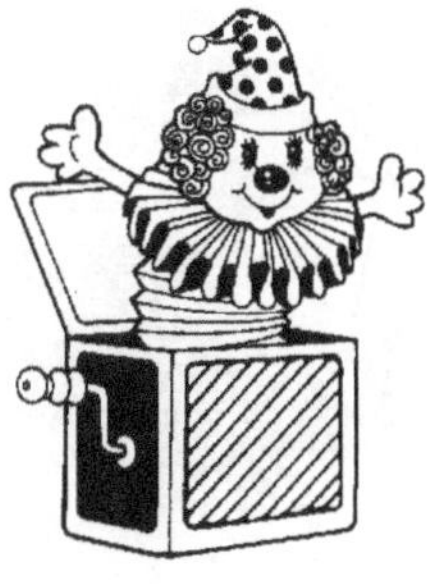

CAIXA DE SURPRESA

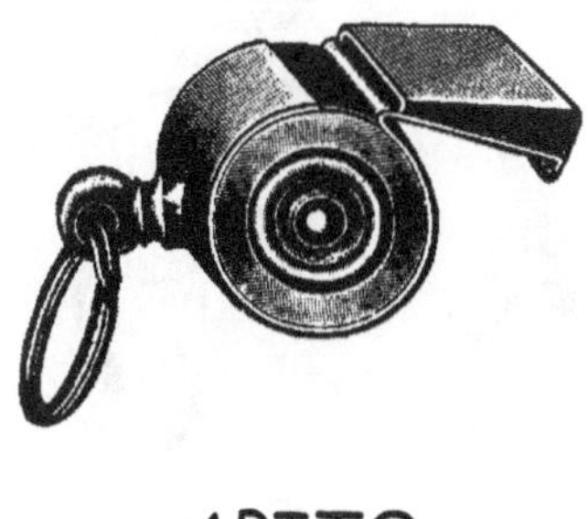

APITO

ANEXO 5 — SONS DIVERSOS

Para os jogos: Qual é o meu animal?, O eco das montanhas, Quem grita mais? O farol

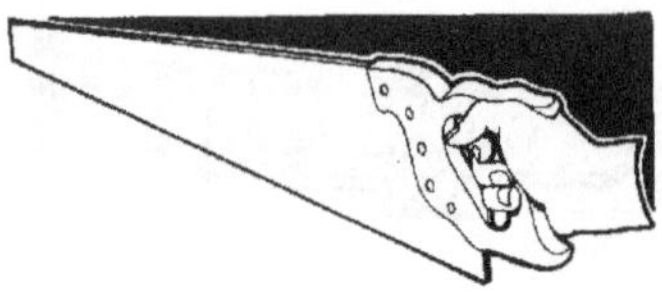

SERRA

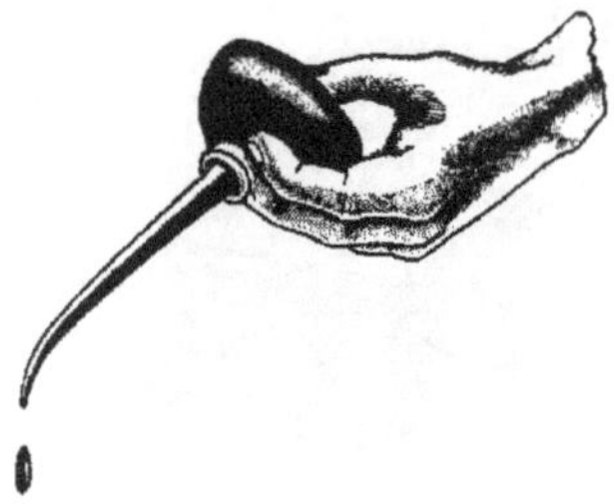

ÓLEO

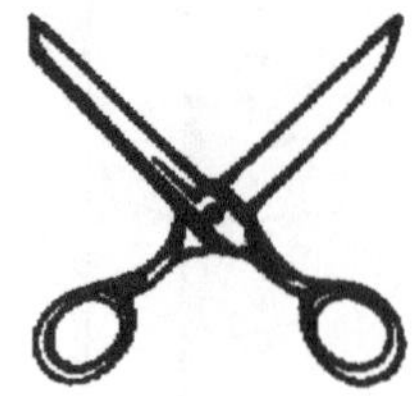

TESOURA

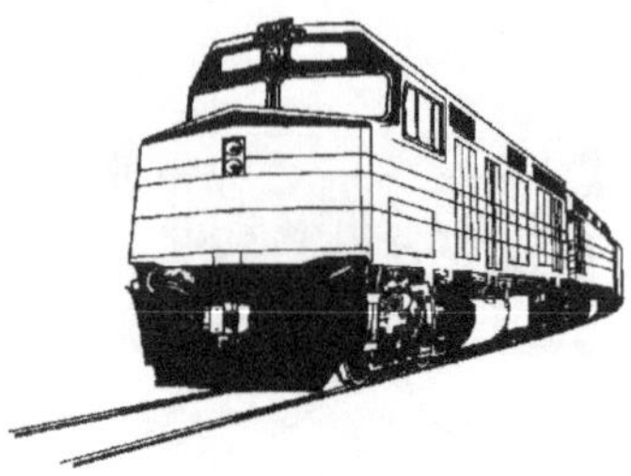

TREM

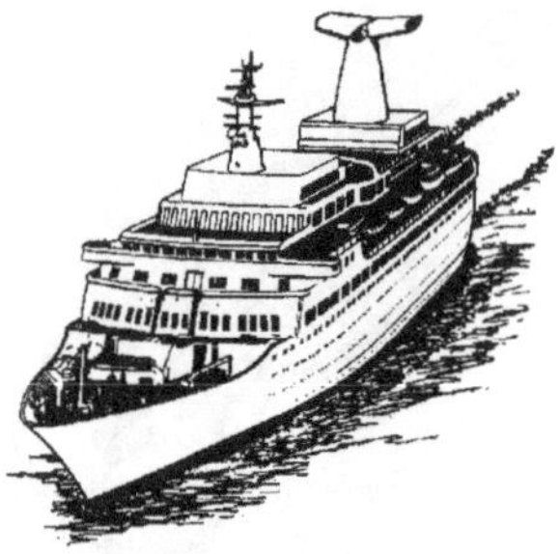

NAVIO

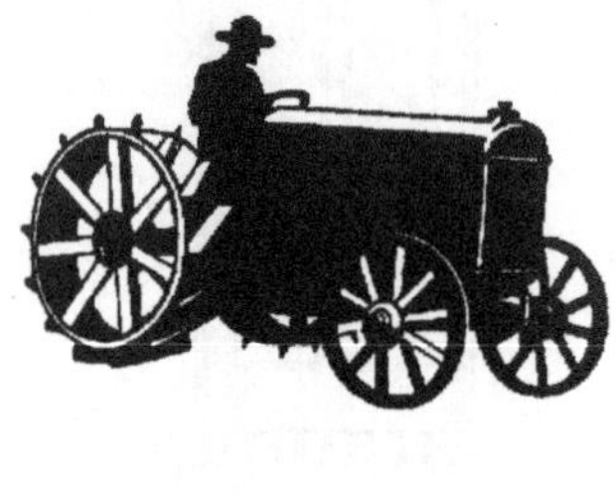

TRATOR

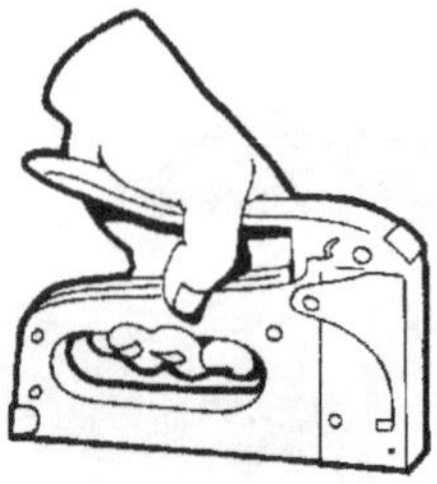

GRAMPEADOR

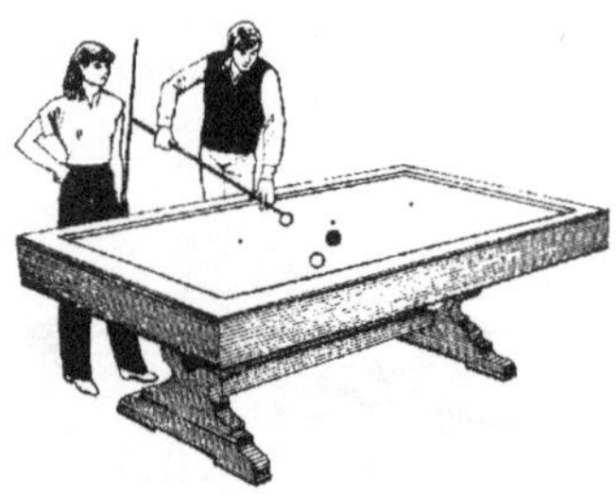

BILHAR

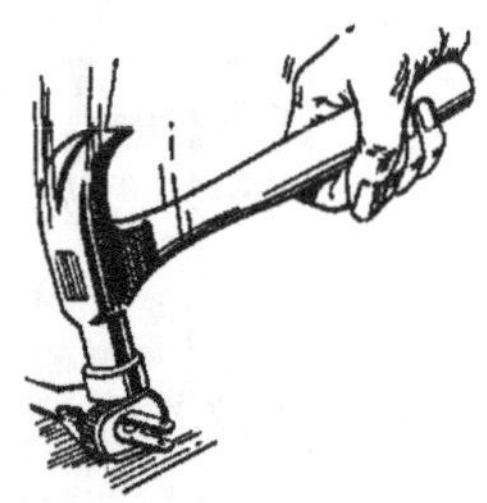

MARTELO

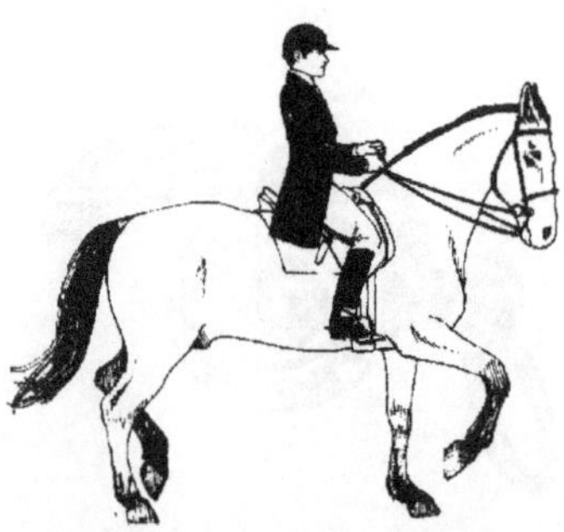

GALOPE DE CAVALO

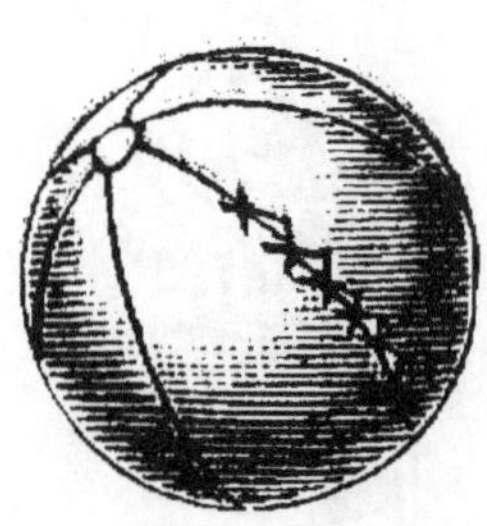

BOLA

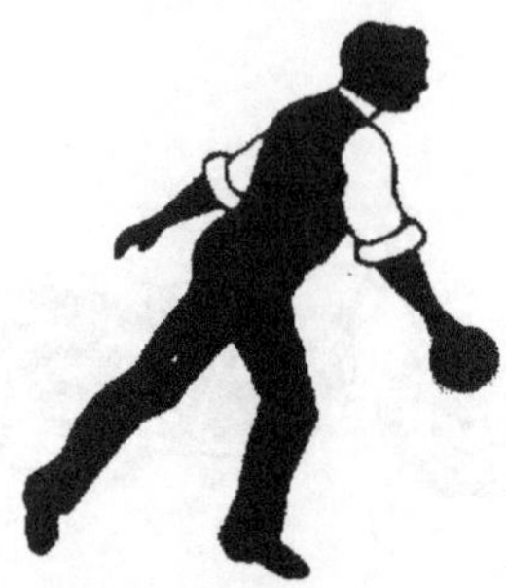

BOLICHE

ANEXO 5 — SONS DIVERSOS

Para os jogos: Qual é o meu animal?, O eco das montanhas, Quem grita mais? O farol

Um pirata está vigiando você! Você acumula 3 moedas de ouro.	*Você podia ter encontrado mais rápido! Você tem o direito a 1 moeda de ouro.*
Ha, ha, ha! O Maneta sabia que você ia descobrir este papel. Nenhuma moeda de ouro.	*Não é preciso ser nenhum gênio para descobrir este. Bom, 1 moeda de ouro.*
Muito bem! Você descobriu o tesouro do Avô-Pirata. Você tem direito a 10 moedas de ouro.	*Esta mensagem é apenas um pensamento chinês: "você vai viver muito, mas pobre". Nenhuma moeda de ouro.*
É falta de educação ler as cartas dos outros! Este papel não lhe dá direito a nenhuma moeda de ouro.	*Você encontrou o esconderijo secreto do terrível Barba Azul e recolhe 3 moedas de ouro.*
Você encontrou as bilhas mágicas do Pirata Zulu. Adicione 10 moedas de ouro.	*Não acha que já tem bastante peças de ouro? Eu acho que sim! Nenhuma moeda de ouro.*

ANEXO 6 — MINHAS MENSAGENS, MEUS TESOUROS

Para o jogo: O tesouro dos piratas

Você não deve estar longe do tesouro, pois este bilhete lhe dá direito a 6 moedas de ouro.	*Nem mesmo Ali Babá e os 40 ladrões conseguiriam enganar você! 15 moedas de ouro só para você!*
Quando são dois, é duas vezes melhor! Parabéns aprendizes de marinheiro! Vocês ganham 2 moedas de ouro.	*Dois a dois! Cara a cara! Dou duas moedas de ouro e você não para!*
Bravo! Você encontrou uma parte da fortuna do tio Caolho! Você ganha 15 moedas de ouro.	*Barba Azul foi assaltado pelo Barba Roxa! Você não ganha nenhuma moeda de ouro.*
Se completar este provérbio, tem direito a 3 moedas de ouro. Não existe dois sem...	*Você perdeu a chegada do pirata Olho de Vidro. Nenhuma moeda de ouro.*
Você encontrou o cavalo de d'Artagnan! Cada um dos três Mosqueteiros lhe dá uma moeda de ouro.	*Se você me disser quanto é três mais três, tem direito a 6 moedas de ouro.*

ANEXO 6 — MINHAS MENSAGENS, MEUS TESOUROS

Para o jogo: O tesouro dos piratas

Código número um

a	b	c	d	e	f	g	h	i	j	k	l	m
◫	◀	▶	●	◇	◐	◑	□	◪	■	◧	◨	▲

n	o	p	q	r	s	t	u	v	w	x	y	z
⊤	⊖	⊦	⊥	⊡	∵	∴	[illegible]	[illegible]	[illegible]	∷	▱	⊗

Código número dois

a	b	c	d	e	f	g	h	i	j	k	l	m
∸	∹	÷	∺	≕	≒	÷	≐	₌	≟	⊕	≜	⋮

n	o	p	q	r	s	t	u	v	w	x	y	z
△	◪	⊗	⊜	⊕	○	◭	⦶	◁	⊙	▷	◭	∟

ANEXO 7 — CÓDIGOS DE TRANSCRIÇÃO

Para o jogo: O criptograma

Petroleiro 1	**Cargueiro** 11
Veleiro 2	**Barco a vapor** 12
Fragata 3	**Baleeira** 13
Rebocador 4	**Traineira** 14
Transatlântico 5	**Atuneiro** 15
Balsa 6	**Ferry-boat** 16
Submarino 7	**Escuna** 17
Barco de arrastão 8	**Quebra-gelo** 18
Porta-aviões 9	**Navio** 19
Camaroneiro 10	**Graneleiro** 20

Para o jogo: Navegação

Transporte de petróleo. **1**	Navio que transporta cargas. **11**
Barco que anda com propulsão à vela. **2**	Transporte de passageiros e cargas dentro de rios e lagos. **12**
Velho navio de guerra de 3 mastros. **3**	Barco para pesca de baleias. **13**
Reboca outros barcos. **4**	Barco com 2 mastros destinado à pesca e ao comércio. **14**
Transporte de passageiros e mercadorias entre Europa e as Américas. **5**	Pesca de atum. **15**
Transporte de veículos. **6**	Transporte de pessoas e veículos de uma margem para outra. **16**
Anda debaixo da água. **7**	Embarcação ligeira de dois mastros. **17**
Barco equipado com uma rede em forma de saco, que se dá o nome de arrastão. **8**	Barco com quilha reforçada que pode se movimentar no Ártico. **18**
Grande navio que comporta uma pista para aviões. **9**	Barco grande, importante. **19**
Barco para a pesca de camarão. **10**	Barco que transporta grãos. **20**

ANEXO 8 — NAVEGAÇÃO

Para o jogo: Navegação

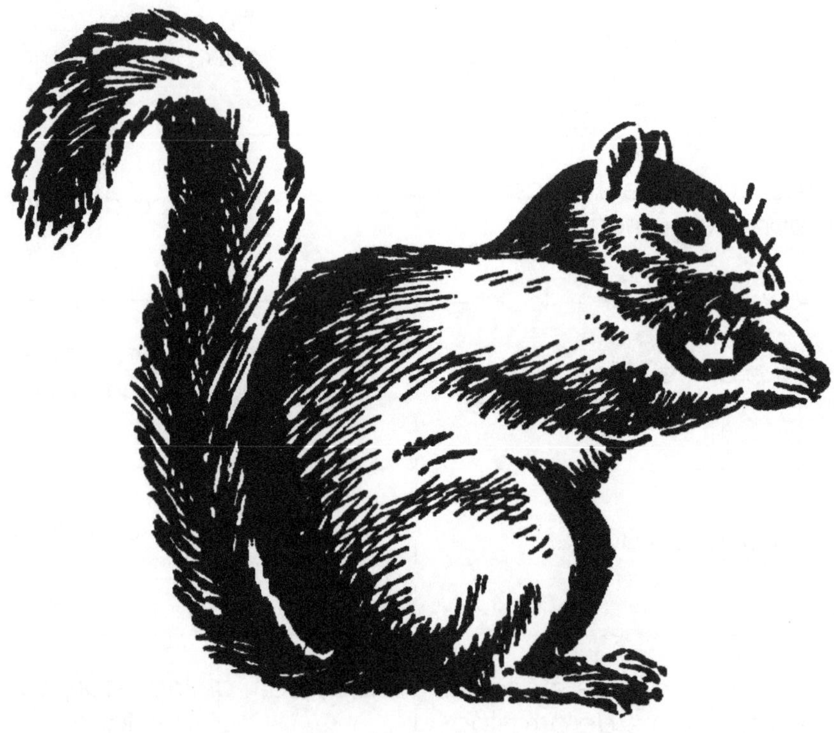

ANEXO 9 — ESQUILO

Para o jogo: A caça ao esquilo

Rita Lee	*Airton Senna*	*João Paulo II*	*Albert Einstein*
Roberto Carlos	*Villa-Lobos*	*Monteiro Lobato*	*Jacques Cousteau*
Vincent van Gogh	*Jesus Cristo*	*Jô Soares*	*Martin Luther King*
Machado de Assis	*Marie Curie*	*Pelé*	*Oscar Niemeyer*
Buda	*Vinicius de Morais*	*Emerson Fittipaldi*	*Xuxa*
Charlie Chaplin	*Getúlio Vargas*	*Leonardo da Vinci*	*Tarsila do Amaral*
Elvis Presley	*Ludwig van Beethoven*	*Gandhi*	*Juscelino Kubitschek*

ANEXO 10 — GENTE FAMOSA

Para os jogos: Gente famosa, O eco das montanhas, Qual é o meu animal?

TELEVISÃO
pagando impostos
2 pontos

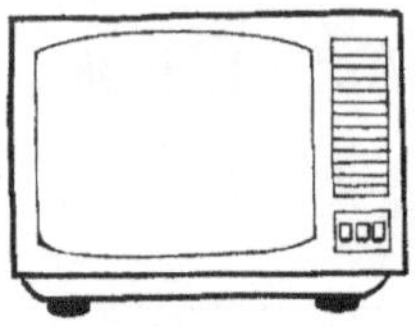

QUADRO DE PINTOR FAMOSO
com certificado de propriedade
4 pontos

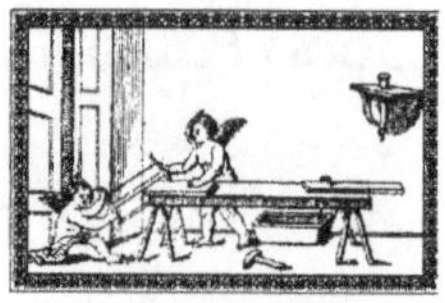

TELEVISÃO
pagando impostos
2 pontos

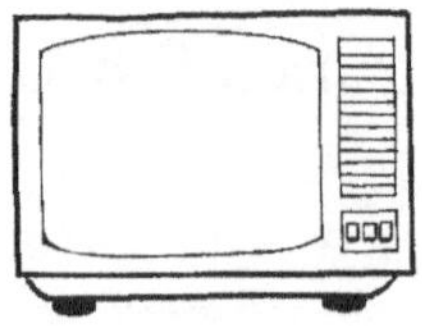

QUADRO DE PINTOR FAMOSO
com certificado de propriedade
4 pontos

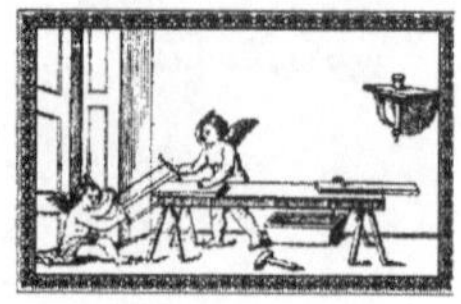

MEU PASSAPORTE
3 pontos

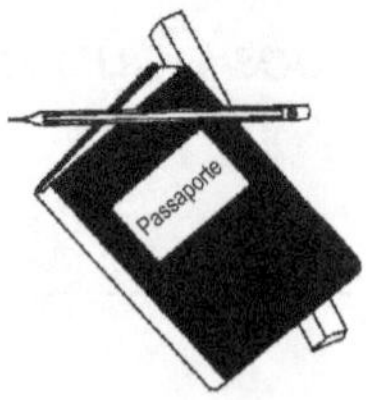

MEU PASSAPORTE
3 pontos

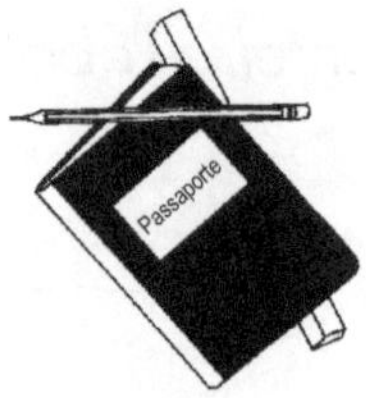

VESTIDO
pagando impostos
1 ponto

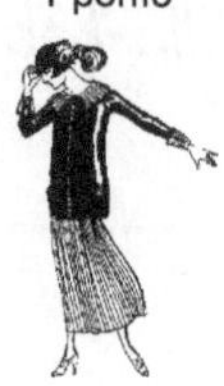

NAJA VIVA
com certificado
3 pontos

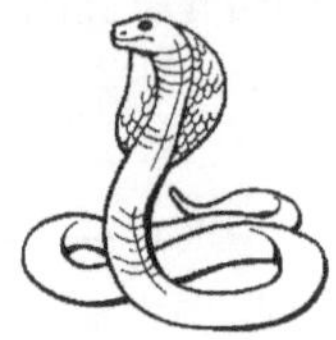

VESTIDO
pagando impostos
1 ponto

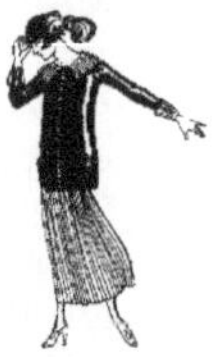

NAJA VIVA
com certificado
3 pontos

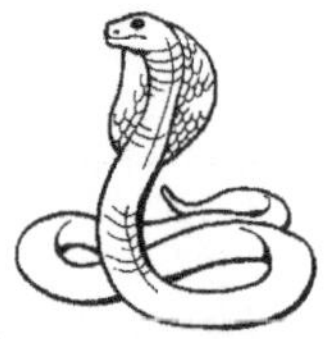

NAJA VIVA
com certificado
3 pontos

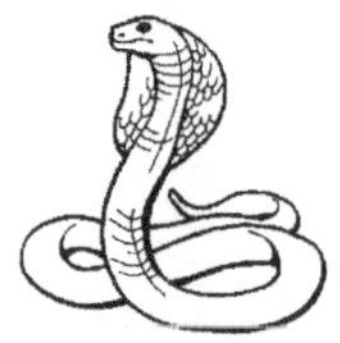

ESTÁTUA EGÍPCIA
5 pontos

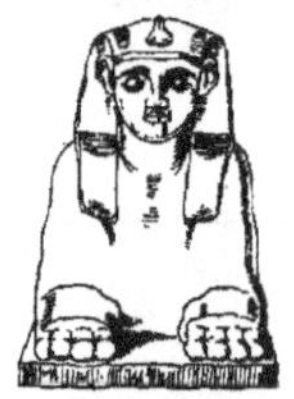

RÁDIO GRAVADOR
pagando impostos
2 pontos

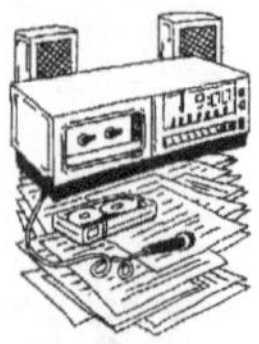

ESTÁTUA EGÍPCIA
5 pontos

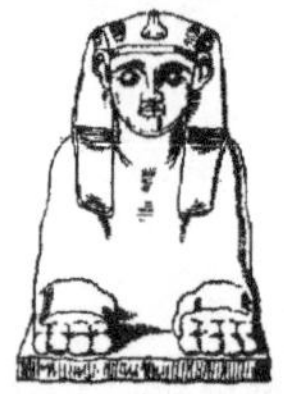

QUADRO DE PINTOR FAMOSO
com certificado de propriedade
4 pontos

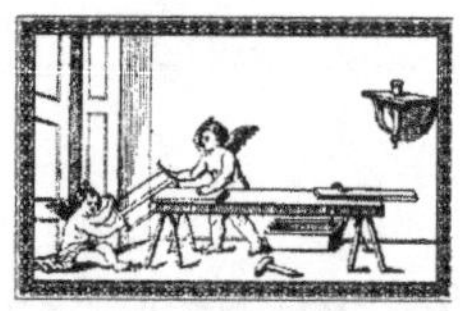

CACHORRO DE QUATRO MESES
com carnê de vacinas
3 pontos

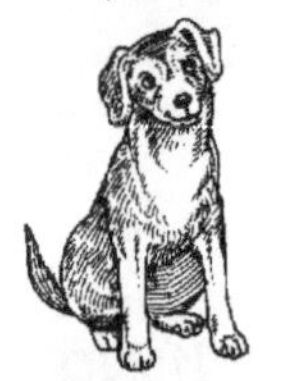

CACHORRO DE QUATRO MESES
com carnê de vacinas
3 pontos

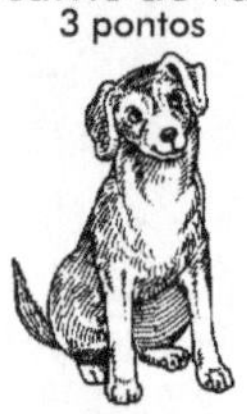

RÁDIO GRAVADOR
pagando impostos
2 pontos

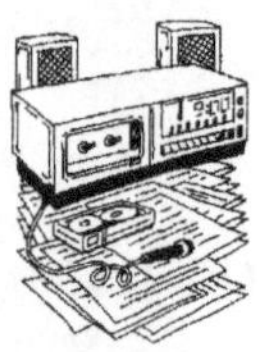

CACHORRO DE QUATRO MESES
com carnê de vacinas
3 pontos

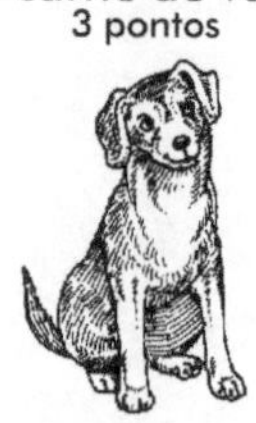

VESTIDO
pagando impostos
1 ponto

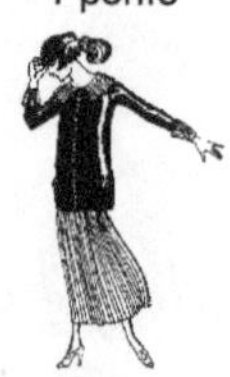

MEU PASSAPORTE
3 pontos

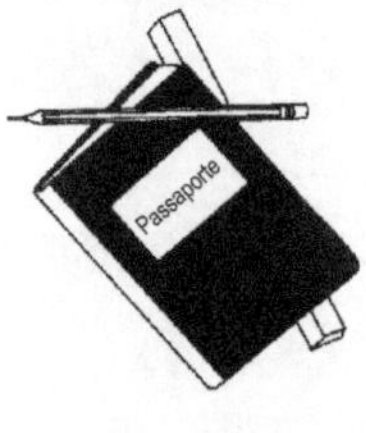

ESTÁTUA DE BUDA
3 pontos

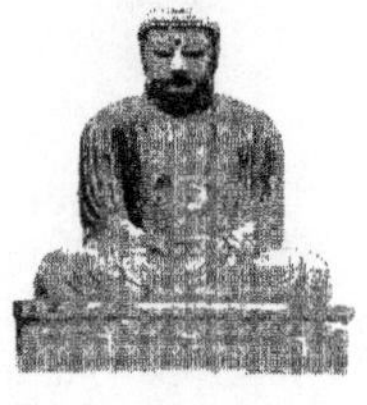

ESTÁTUA DE BUDA
3 pontos

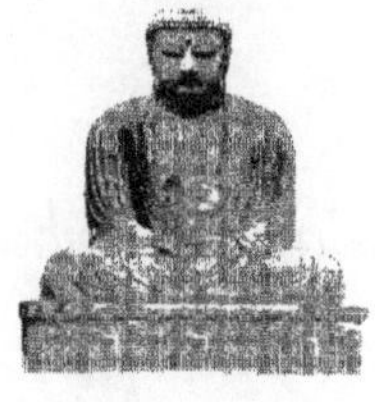

RÁDIO GRAVADOR
pagando impostos
2 pontos

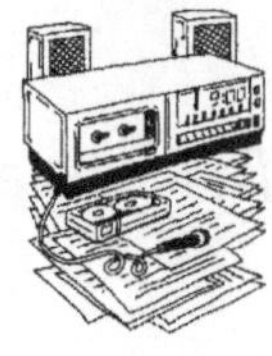

ANEXO 11 — OBJETOS PARA OS CONTRABANDISTAS

Para o jogo: *Os contrabandistas*

MARFIM
em vias de extinção
0 pontos

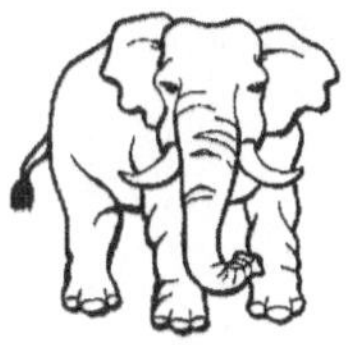

PAPAGAIO
0 pontos

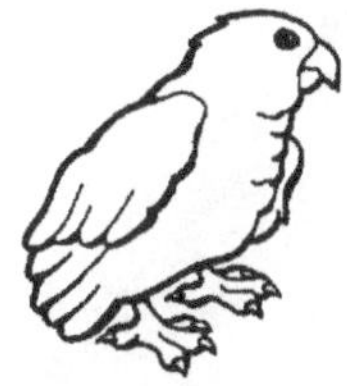

JÓIAS ROUBADAS
0 pontos

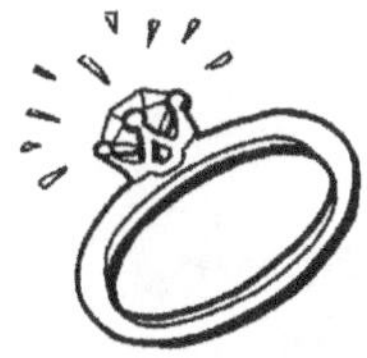

ESTÁTUA GREGA
0 pontos

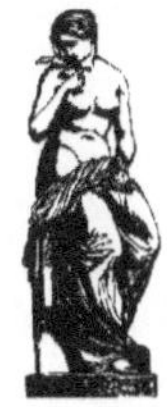

ESTÁTUA GREGA
0 pontos

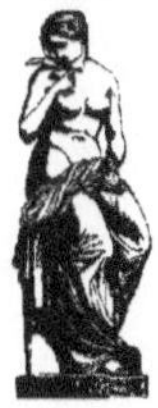

TARTARUGA
em vias de extinção
0 pontos

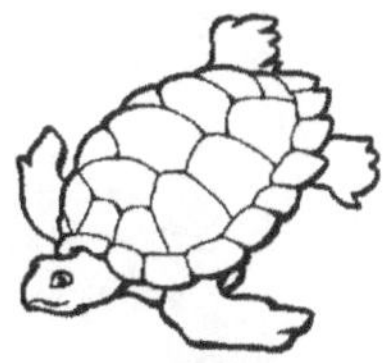

ESTOLA DE PELE
sem pagar impostos
0 ponto

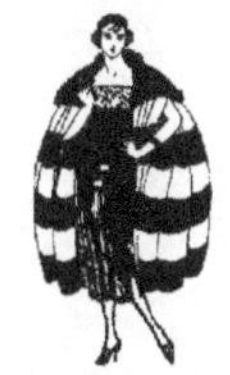

BOTAS DE PELE DE COBRA
em vias de extinção
0 pontos

TARTARUGA
em vias de extinção
0 pontos

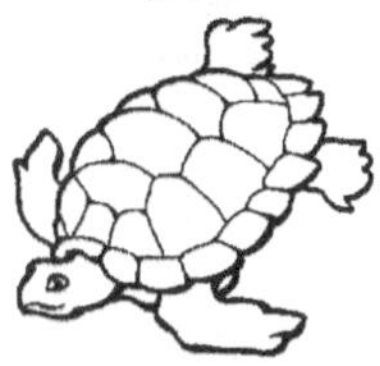

ESTOLA DE PELE
sem pagar impostos
0 ponto

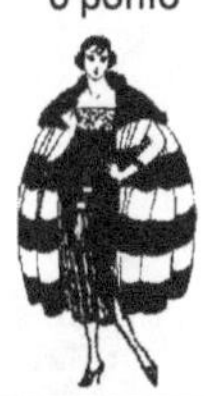

PASSAPORTE ROUBADO
0 pontos

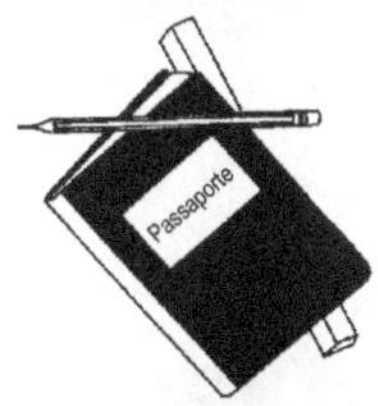

PASSAPORTE ROUBADO
0 pontos

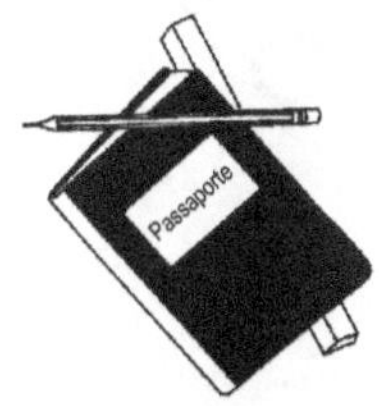

CASACO DE LINCE
em vias de extinção
0 pontos

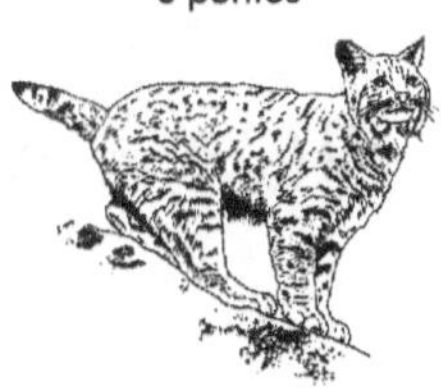

TESOURO EGÍPCIO
original
0 pontos

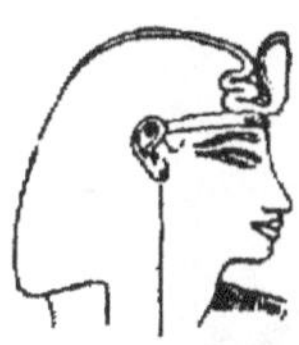

FOGOS DE ARTIFÍCIO
proibido
0 pontos

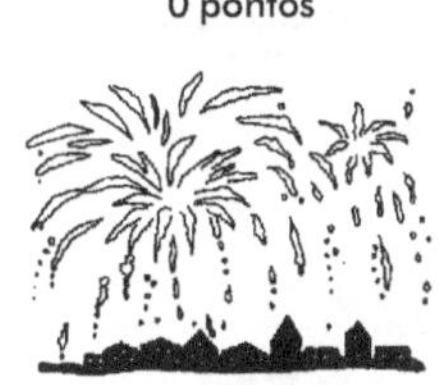

CASACO DE LINCE
em vias de extinção
0 pontos

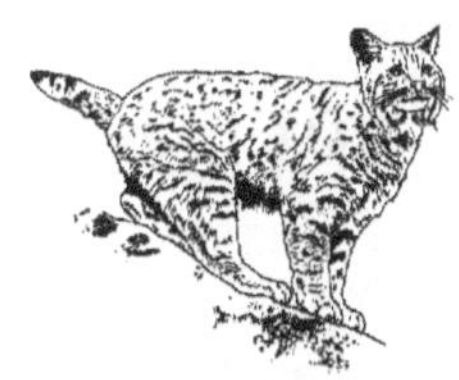

ARANHA
0 pontos

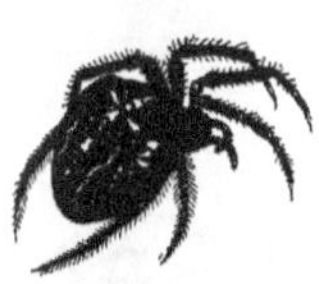

QUADRO DE UM GRANDE PINTOR
sem prova de propriedade
0 pontos

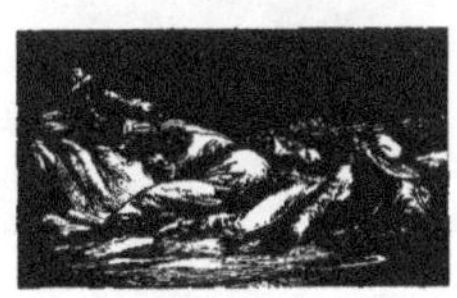

QUADRO DE UM GRANDE PINTOR
sem prova de propriedade
0 pontos

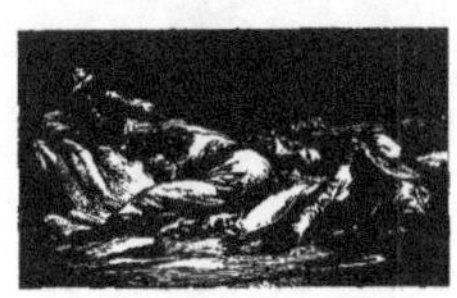

RÁDIO GRAVADOR
sem pagar impostos
0 ponto

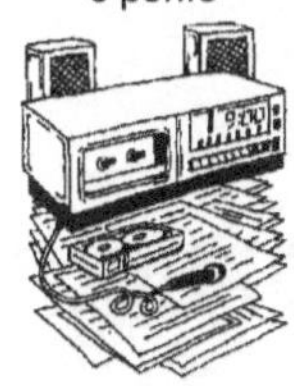

CACHORRO DE DOIS MESES
proibido sem vacinas
0 pontos

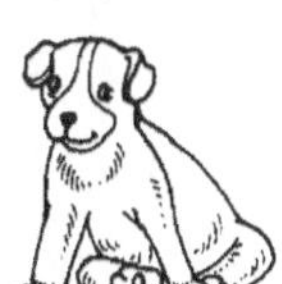

MARFIM
em vias de extinção
0 pontos

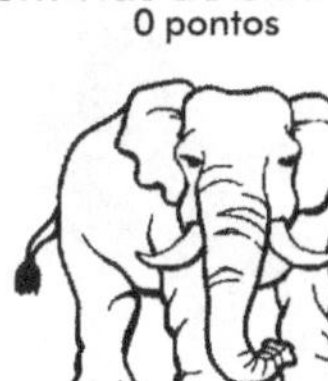

RÁDIO GRAVADOR
sem pagar impostos
0 pontos

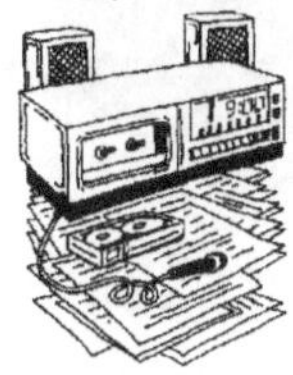

CACHORRO DE DOIS MESES
proibido sem vacinas
0 pontos

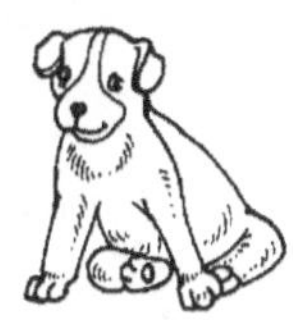

ANEXO 11 — OBJETOS PARA OS CONTRABANDISTAS

Para o jogo: Os contrabandistas

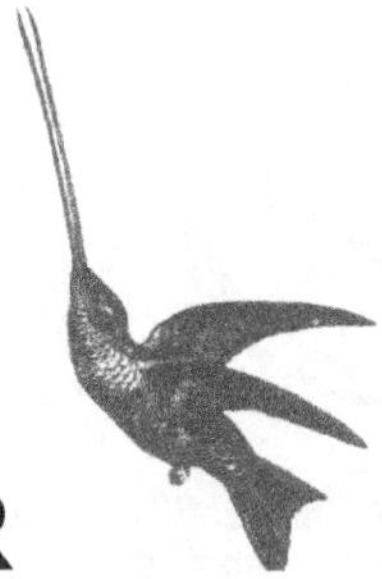

BEIJA-FLOR

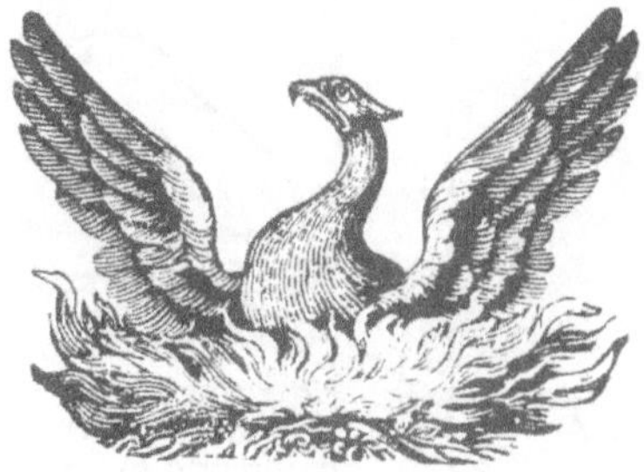

ÁGUIA

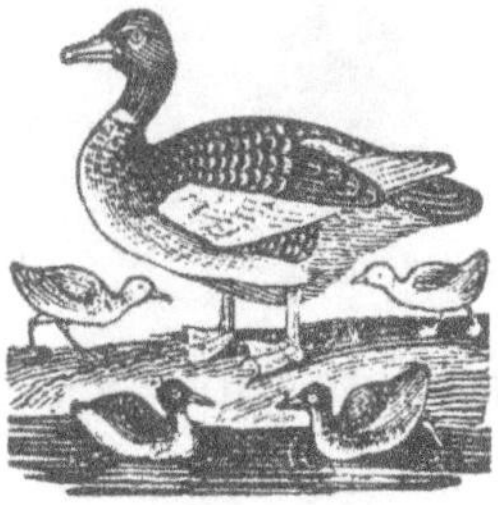

PATO

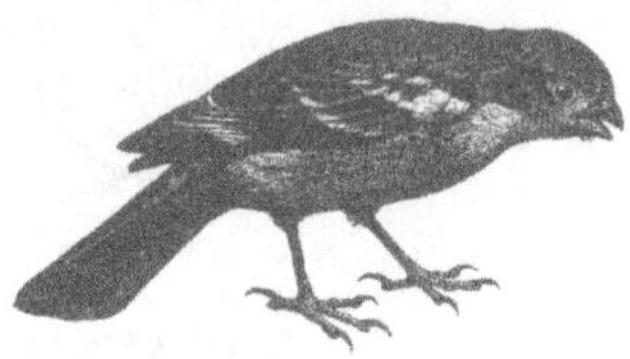

CURIÓ

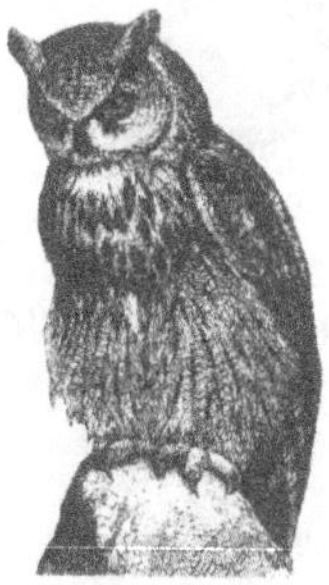

CORUJA

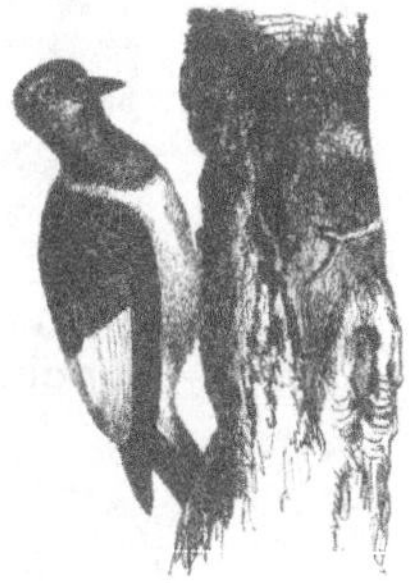

PICA-PAU

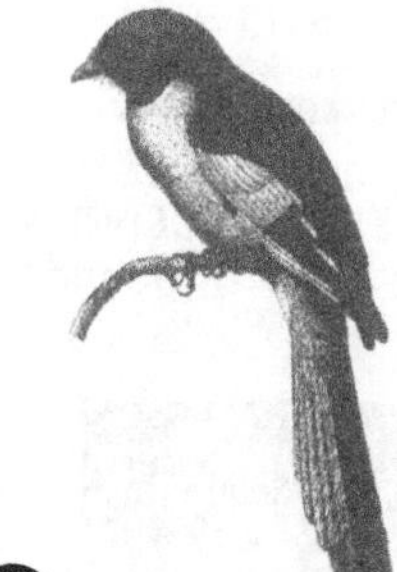

COLEIRINHO

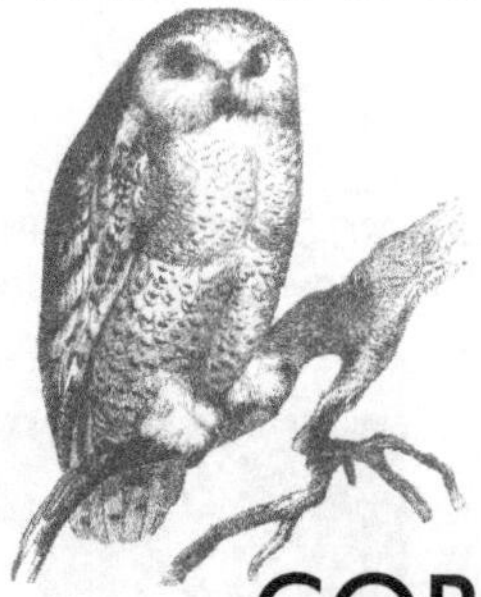

CORUJA BRANCA

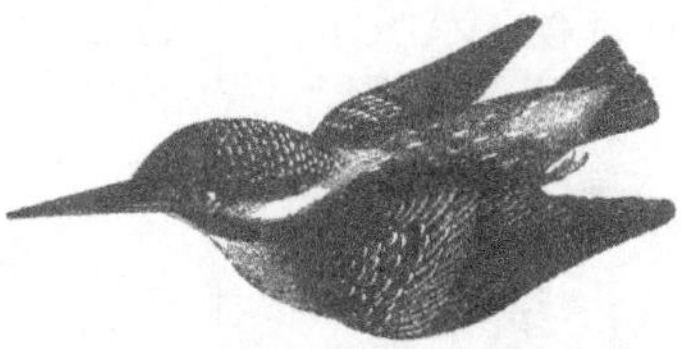

SAÍRA

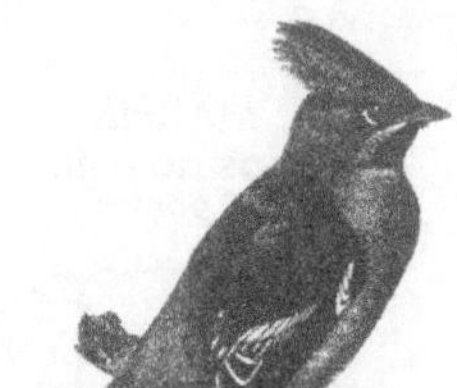

CARDEAL

ANEXO 12 — OS MAIS BELOS PÁSSAROS

Para o jogo: O pássaro na gaiola

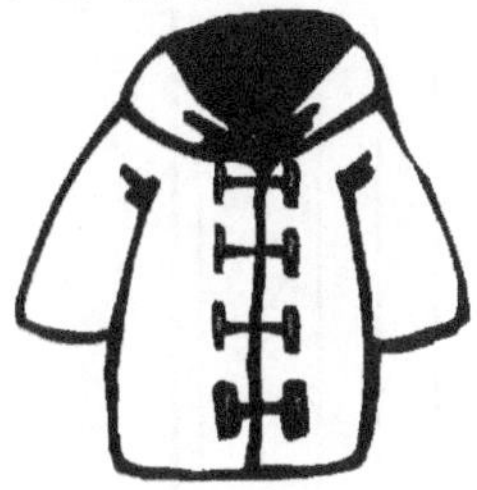
Casaco

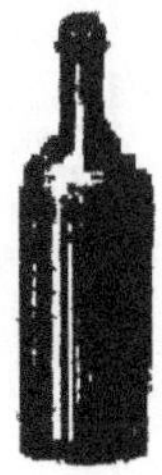
Garrafa de uísque

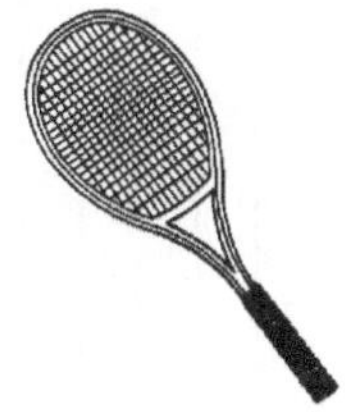
Raquete de tênis

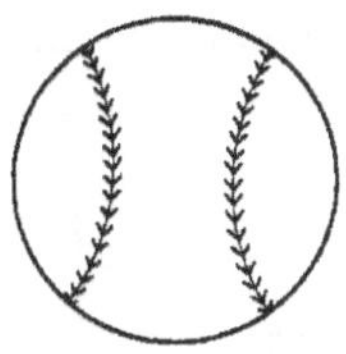
Bola

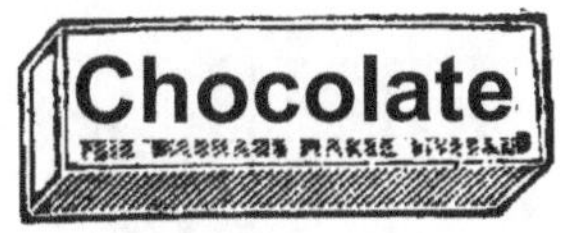

Barra de chocolate

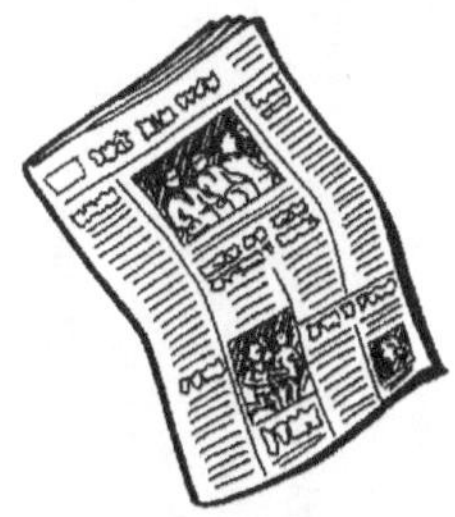
Jornal

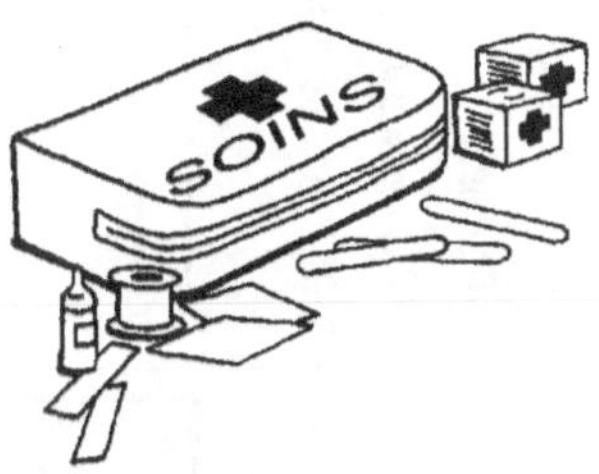

Caixa de primeiros socorros

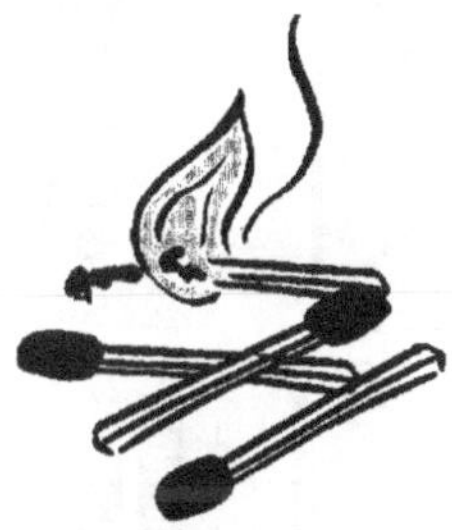
Fósforos

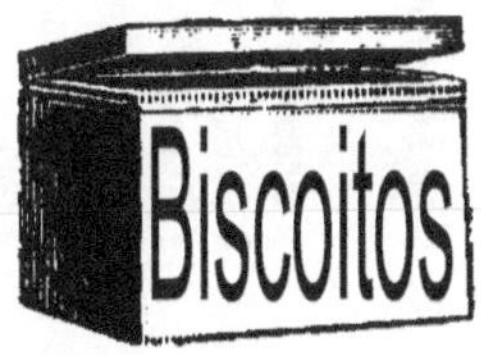

Lata de biscoitos

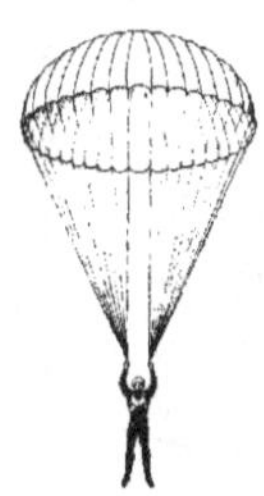
Paraquedas

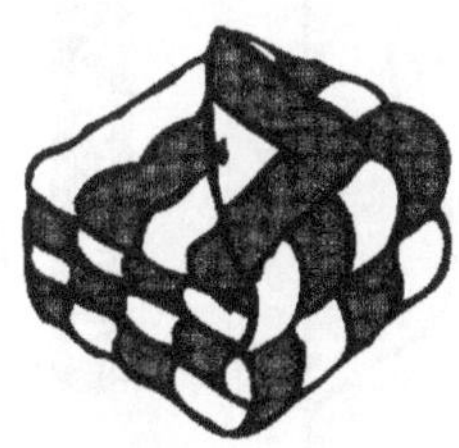
Cobertor de lã

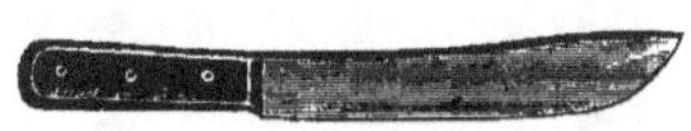
Faca

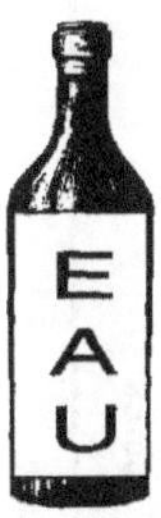

Garrafa de água

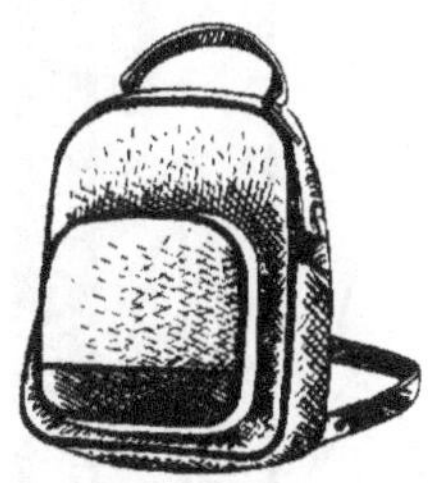
Mochila

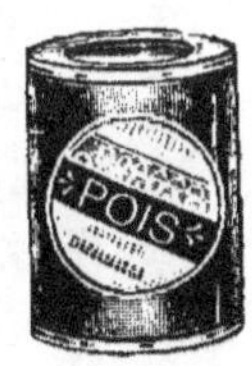

Lata de conserva

ANEXO 13 - POLO NORTE

Para o jogo: Polo Norte

90 minutos

100 JOGOS COOPERATIVOS

série 1 / com material / + 10 anos

1. O salvamento cósmico (disco voador)
2. O fogo sagrado (bola)
3. O tesouro dos piratas (caixas - faixas)
4. Tique-taque (sacos de arroz)
5. Os contrabandistas (mensagens)

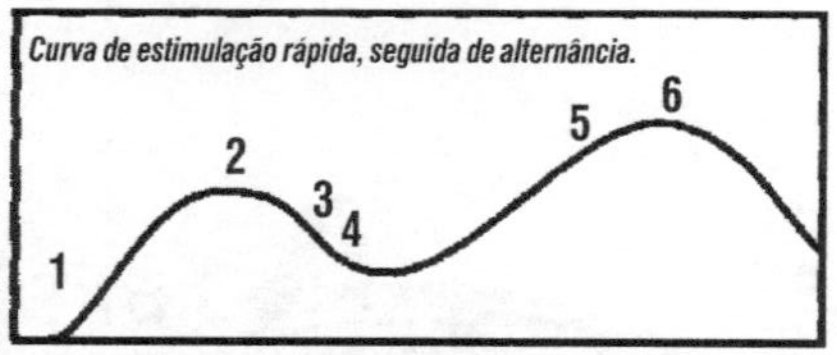

Curva de estimulação rápida, seguida de alternância.

90 minutos

100 JOGOS COOPERATIVOS

série 2 / com material / + 10 anos

1. Aprontar-se para o jogo Polo Norte
2. O Polo Norte (objetos e lista de objetos)
3. Aprontar-se para o jogo A navegação
4. A navegação (faixas e folhetos do jogo)
5. Nomes e emoções

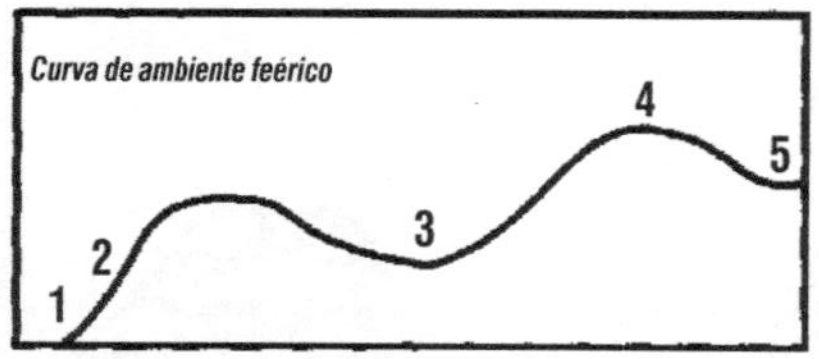

Curva de ambiente feérico

120 minutos

100 JOGOS COOPERATIVOS

série 3 / com material / para todos

1. O cavaleiro dos nomes (bastão ou vassoura)
2. A dança dos balões (um balão por pessoa, música)
3. O farol (folhetos do jogo, faixas)
4. A ameba (corda comprida e obstáculos)
5. A vaca sem mancha que mancha (lápis de maquilagem)
6. A fábrica de sapatos (sapatos dos participantes)
7. As faixas de música (faixas, música)

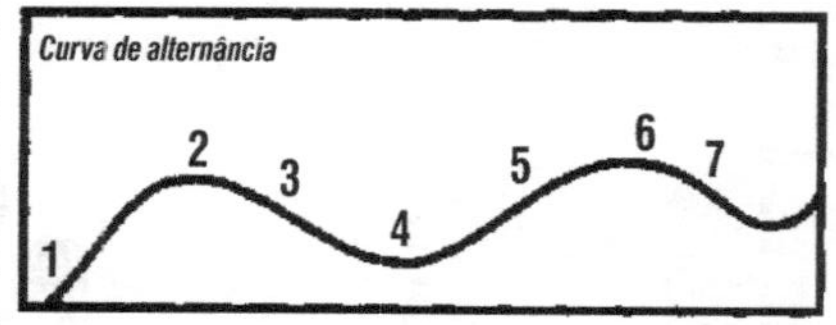

Curva de alternância

100 JOGOS COOPERATIVOS

série 7 / meus jogos preferidos

Material: ____________

1. ____________
2. ____________
3. ____________
4. ____________
5. ____________
6. ____________
7. ____________
8. ____________

Curva

60 minutos

100 JOGOS COOPERATIVOS

série 4 / sem material / 4 a 10 anos

1. O lobo e o cordeiro
2. O dragão
3. Ar, terra e mar
4. Jogo a dois
5. Os mágicos
6. O zoológico
7. O jogo das cores

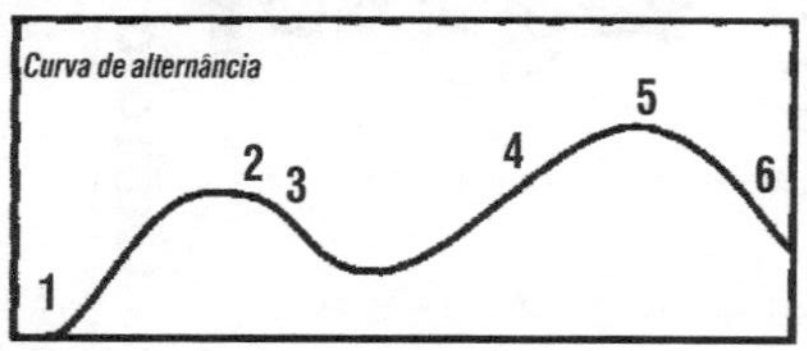

Curva de alternância

60 minutos

100 JOGOS COOPERATIVOS

série 5 / sem material / para todos

1. O eco das montanhas
2. De um a dez
3. As profissões
4. Lado a lado
5. Camelo, cabrito
6. Mamãe Ganso

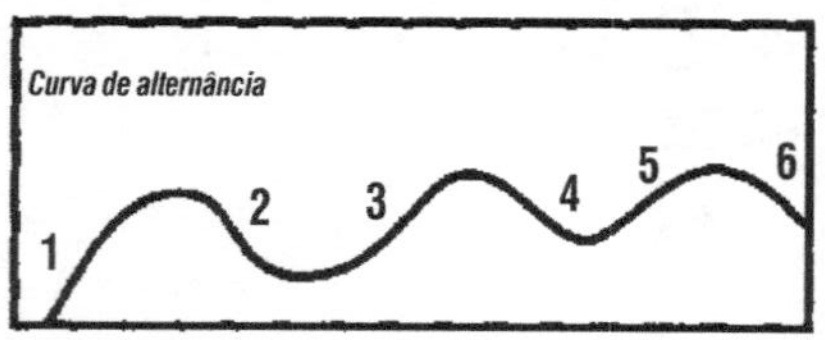

Curva de alternância

60 minutos

100 JOGOS COOPERATIVOS

série 6 / com material / para todos

1. Qual é o meu animal?
2. Ar, terra, mar
3. O farol (folhetos do jogo)
4. Os tiques
5. Os aros musicais (aros, música)
6. Ali Babá e os 40 ladrões

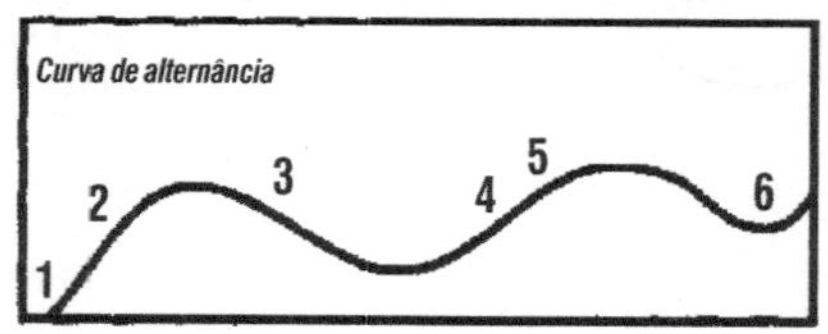

Curva de alternância

100 JOGOS COOPERATIVOS

série 8 / meus jogos preferidos

Material: ____________

1. ____________
2. ____________
3. ____________
4. ____________
5. ____________
6. ____________
7. ____________
8. ____________

Curva

BIBLIOGRAFIA

ASSOCIATION MONTRÉALAISE POUR LES LOISIRS DES AÎNÉS INC., Délassement-santé, jeux et activités récréatives pour les ainés, Montréal, 199 p.

BLAIS, Robert et Paul CHARTIER, Jouer pour rire, Saint-Lambert, Les Éditions Louise Courteau, 1989.

CHAMBERS, Bette, Margaret PATTENS, Jenny CHAEFF et Donna WILSON MAU, Découvrir la coopération, Montréal, Les Éditions de la Chenelière/McGraw-Hill, 1997, 169 p.

CLARKE, Judy, Ron WIDEMAN et Susan EADIE, Apprenons ensemble, Montréal, Éditions de la Chenelière/McGraw-Hill, 1992, 214 p.

COMEAU, Yvan, «L´éducation coopérative dans le mouvement coopératif québécois», cahier de recherche de la Chaire de coopération Guy-Bernier de l'Université du Québec à Montréal, 1993.

COMPTOIS, Gilles et collaborateurs, «L' éducation coopérative ; utopie et réalité», Reme du C.LR.E.C., vol. 14, n° 1, 1993.

CONSEIL DE LA COOPÉRATION DU QUÉBEC, «Guide du programme à l'intention des conseillers et de la personne-ressource de Fécole», 1995.

CONSEIL DE LA COOPÉRATION DU QUÉBEC, «Synthèse du Sommet sur l'éducation coopérative », Lévis,1993.

CREVIER, Robert et Dorothée BÉRUBÉ, Le Plaisir de jouer, Les Éditions IPAQ, 1987.

ÉVANGÉLISTE-PERRON, Claudette, Martine SABOURIN et Cynthia SINAGRA, Apprendre la démocratie, Montréal, Les Éditions de la Chenelière/McGraw-Hill, 1996, 325 p.

FLUEGELMAN, Andrew, The New Games Book New Games Fondation, New York, Double Day/Dolphin, 1976.

JASMIN, Danielle, Le conseil de coopération, Montréal, Les Éditions de la Chenelière/ McGraw Hill, 1994, 122 p.

ORLICK, Terry, The Cooperative Sports and Games Book, New York, Random House, 1978.

PROVOST, Pierre et Michel José VILLENEUVE, Jouons ensemble, Montréal, Les Éditions de l'Homme, 1980, 172 p.

ROY, Marie, Je danse mon enfance, Montréal, Les Éditions de la Chenelière/McGraw-Hill, 1996, 127 p.

VILLENEUVE, Michel José, Viens jouer, Montréal, Les Éditions de l'Homme, 1983.

LISTA DE JOGOS EM ORDEM ALFABÉTICA

Nome da atividade	Nº pág	Nº de vezes que joguei	Comentários
Ali Babá e os quarenta ladrões	96		
Ameba (A)	39		
Ar, terra, mar	92		
Arca de Noé (A)	94		
Aros musicais (Os)	37		
Avestruz (paraquedas)	110		
Batman (paraquedas)	110		
Boas maneiras (As)	70		
Balão (paraquedas)	111		
Bom dia, eu me chamo...	27		
Buldogue	73		
Caça ao esquilo (A)	101		
Caçador, a espingarda e a perdiz	77		
Cadeira (A)	40		
Cangurus (Os)	42		
Camelo, cabrito	78		
Carrossel (O)	49		
Carrossel (paraquedas)	110		
Cavaleiro dos nomes (O)	25		
Cobra e o sapo (A)	76		
Cogumelo (paraquedas)	111		
Contrabandistas (Os)	105		
Cordão de apresentação (O)	28		
Criptograma (O)	90		
Dança dos balões (A)	36		
De braços dados	58		
De quem é a voz?	29		
De pessoa a pessoa	47		
De um a dez	51		
Dragão (O)	80		
Eco das montanhas (O)	32		
Espiral (A)	75		
Estátuas que se movem	56		
Esteira rolante (A)	54		

LISTA DE JOGOS EM ORDEM ALFABÉTICA

Nome da atividade	Nº pág	Nº de vezes que joguei	Comentários
Fábrica de sapatos (A)	44		
Faixas musicais (As)	71		
Farol (O)	81		
Fogo sagrado (O)	88		
Fronteira (A)	30		
Garrafa de boliche (A)	53		
Gato e rato (paraquedas)	111		
Gente famosa	103		
Hipnotizador (O)	90		
Impulsos	61		
Jogo das cores (O)	87		
Jogo a dois	67		
Lá vai...!	33		
Lado a lado	57		
Lobo e o cordeiro (O)	55		
Mágicos (Os)	104		
Mamãe Ganso	84		
Motorzinho (O)	52		
Navegação	100		
Nó humano (O)	63		
Nome e apresentação	26		
Nomes e emoções	98		
Omelete (paraquedas)	111		
Ondas (As) (paraquedas)	110		
Outra metade (A)	31		
Pássaro na gaiola (O)	106		
Pescador (O)	50		
Pião (O)	48		
Pião louco (O)	41		
Pipoca (paraquedas)	111		
Piratas (Os)	82		
Pisando no dedão	68		
Pista de corrida (A)	79		
Polo norte	107		

LISTA DE JOGOS EM ORDEM ALFABÉTICA

Nome da atividade	Nº pág	Nº de vezes que joguei	Comentários
Polvo (O)	66		
Pontos de apoio	60		
Profissões (As)	72		
Qual é o meu animal?	23		
Quatro cantos (Os)	59		
Quem grita mais?	86		
Repórteres (Os)	102		
Roda (A)	85		
Salada com molho	74		
Salvamento cósmico (O)	38		
Sonho desperto (O)	91		
Tesouro dos piratas (O)	83		
Tenda (A) (paraquedas)	110		
Tiques (Os)	99		
Tique-taque	95		
Trem-serpente (O)	62		
Três garrafas de boliche (As)	45		
Tubarões (Os)	43		
Tubarões (paraquedas)	110		
Vaca sem mancha que mancha (A)	93		
Vrum!Vrum!	46		
Zip Zap	24		
Zoológico (O)	69		

Leia da Editora Ground

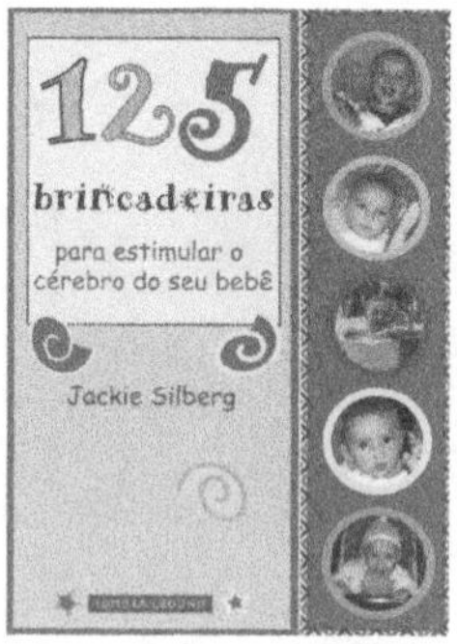

125 BRINCADEIRAS
para estimular o cérebro do seu bebê
Jackie Silberg

Este livro contém brincadeiras para estimular o desenvolvimento do cérebro do bebê desde cedo. É repleto de idéias divertidas direcionadas ao período crítico que vai do nascimento aos 12 meses. Toda brincadeira tem informações sobre a última palavra em pesquisa cerebral e uma discussão sobre a forma como a atividade em pauta promove a capacidade do cérebro do bebê.

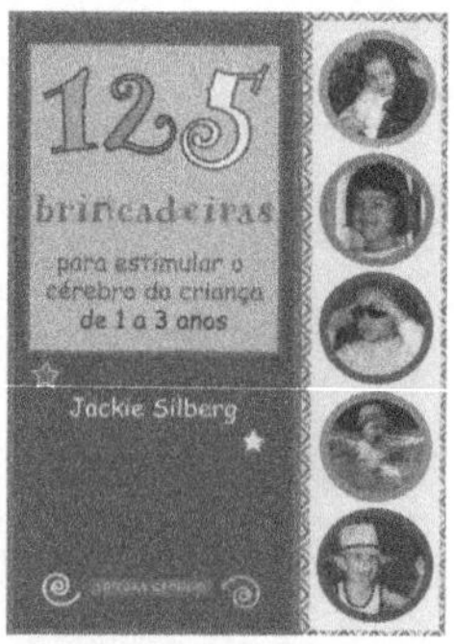

125 BRINCADEIRAS
para estimular o cérebro da criança de 1 a 3 anos
Jackie Silberg

Continuação natural de 125 Brincadeiras para estimular o cérebro do seu bebê, este livro ensina como estimular adequadamente o cérebro da criança de 1 a 3 anos tendo como base uma coletânea divertida de atividades que preparam o futuro da criança, sempre acompanhando a atual pesquisa cerebral.

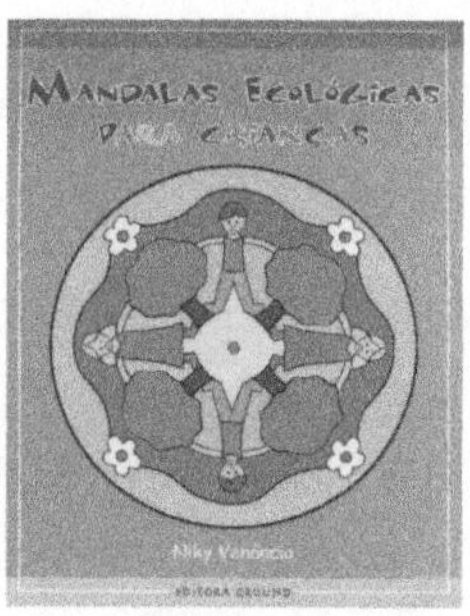

MANDALAS ECOLÓGICAS PARA CRIANÇAS
Niky Venâncio

Pintar mandalas aumenta a concentração das crianças, melhora o seu estado de ânimo e produz uma sensação de êxito. Pesquisas atuais confirmam que pintar mandalas une criativamente saber antigo e psicoterapia contribuindo para tornar as crianças mais felizes.

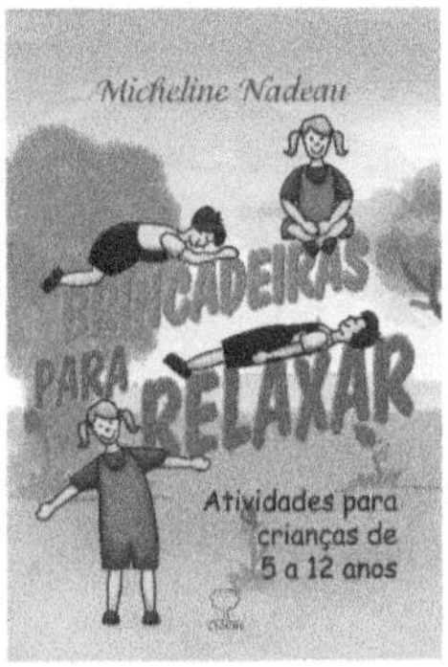

BRINCADEIRAS PARA RELAXAR
Atividades para crianças de 5 a 12 anos
Micheline Nadeau

Por meio de brincadeiras para relaxar divertidas e eficazes (todas planejadas para períodos de tempo que variam de 3 a 7 minutos), é possível ensinar às crianças, e sobretudo fazê-las sentir, os efeitos benéficos do relaxamento como: a tranquilidade, a facilidade de concentração, o aumento da memória, a sensação de segurança, o equilíbrio, a auto-confiança, a perseverança, a paciência, a criatividade e, especialmente, o prazer de viver.

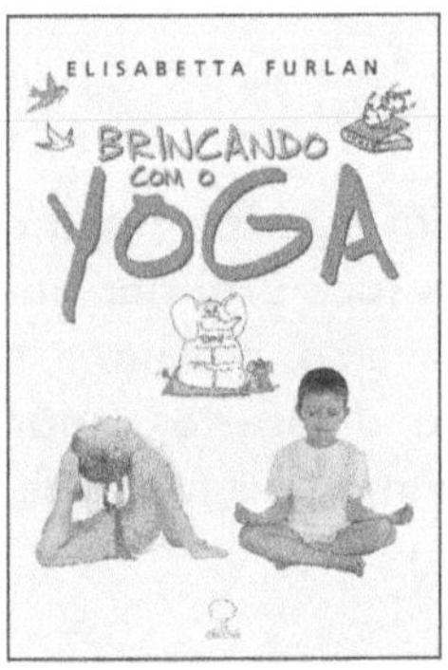

BRINCANDO COM O YOGA
Elisabetta Furlan

As técnicas do Yoga são apresentadas à criança com graça e humor, mostrando sua relação com posturas de animais. Ver o simbolismo ilustrado pode tornar as práticas bastante divertidas. Pela simplicidade e clareza do método didático, este livro pode ser usado por crianças de 3 a 10 anos, seja por sua própria conta ou acompanhadas por adultos, pais ou professores. Um engraçado pôster colorido com todas as posturas acompanha o livro, visualizando a prática de seis animadas aulas passo a passo.

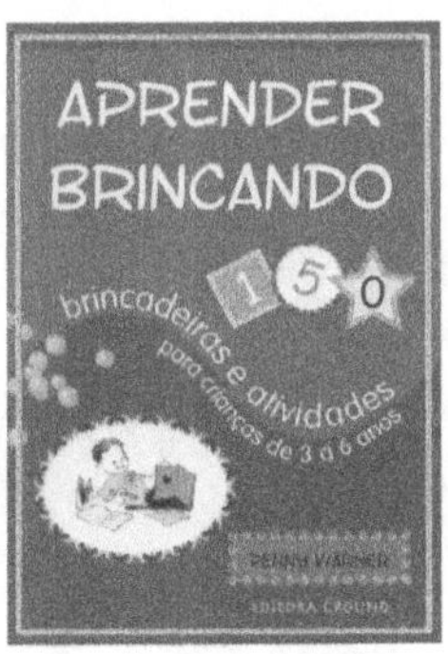

APRENDER BRINCANDO
Brincadeiras e atividades para crianças de 3 a 6 anos
Penny Warner

Neste livro, além de inúmeras idéias para ajudar as crianças a desenvolver todo o seu potencial e ainda se divertir durante o processo, são abordadas tarefas de coordenação e equilíbrio, técnicas que promovem o desenvolvimento da linguagem e como expressar os sentimentos por meio da verbalização, e atividades próprias para desenvolver a capacidade de interagir socialmente e que envolvem cooperação e saber dividir.

Leia da Editora Aquariana/DeLeitura

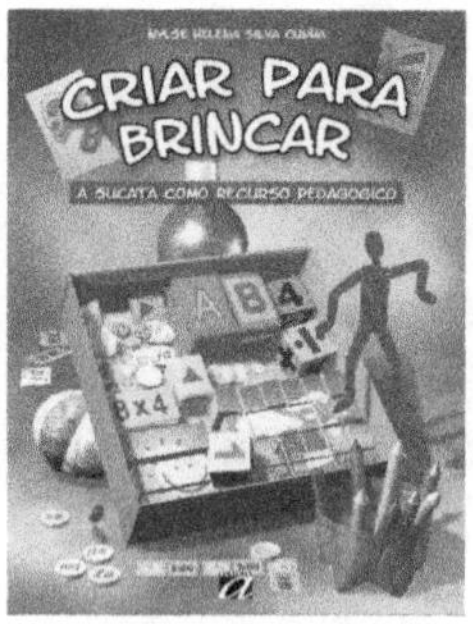

CRIAR PARA BRINCAR
A sucata como recurso pedagógico
Nylse Helena Silva Cunha

Rico manual e fonte de recursos para pais, professores e educadores, o livro apresenta detalhadamente os objetivos a serem atingidos e justifica a aplicação da atividade em determinado momento do desenvolvimento infantil, garantindo a participação e o sucesso da criança que, assim, associa aprendizado e prazer. Ideal para acervo de bibliotecas de escolas e creches.

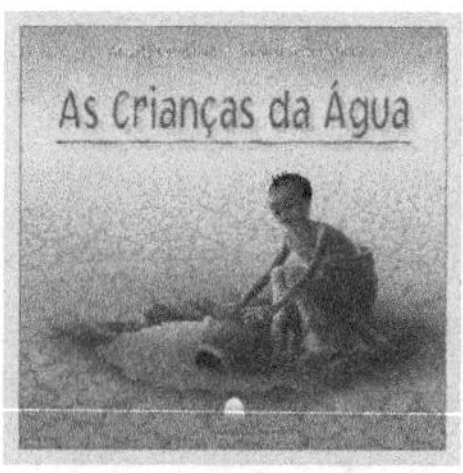

AS CRIANÇAS DA ÁGUA
Angèle Delaunois

Uma verdadeira volta ao mundo sobre um tema universal que interessa a todos. Crianças de doze partes do globo nos contam, com suas próprias palavras e na sua língua, o que representa a água no seu universo: o espaço, a neve, o oceano, a chuva, o lago, o rio, o arrozal, a paciência, o deserto, a mão estendida, a chegada da vida...Enfim, um texto poético em imagens mágicas.

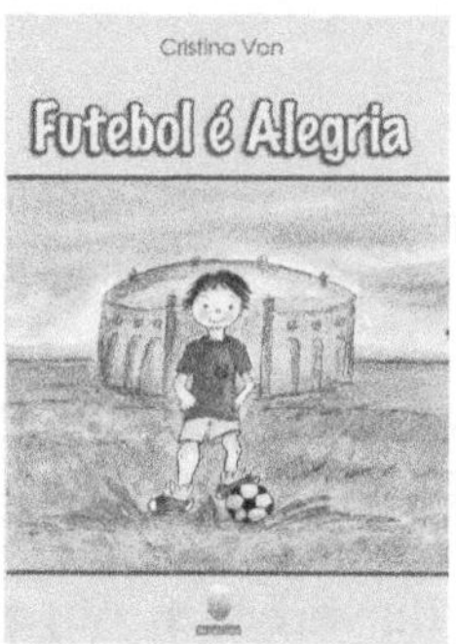

FUTEBOL É ALEGRIA
Cristina Von

O livro Futebol é Alegria traz um texto simples e agradável indicado tanto como leitura de lazer e entretenimento como também para a abordagem e discussão de temas relacionados a ética, respeito, disciplina, dentre outros, presentes no esporte e demais áreas do convívio social.

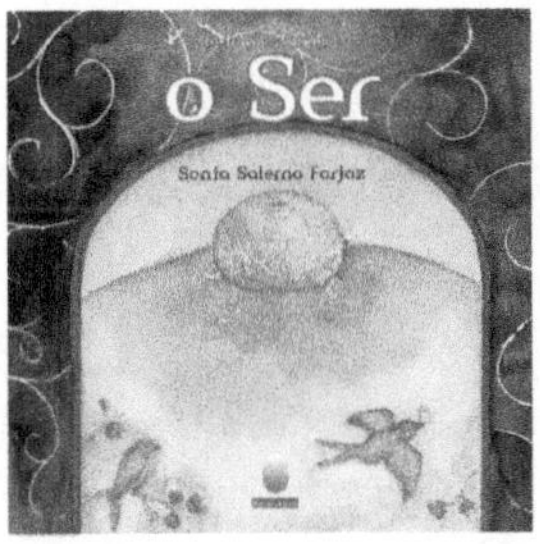

O SER/O TER
Sonia Salerno Forjaz

O Ser/ O Ter traz 2 histórias paralelas. De um lado, está a aldeia, onde moram e trabalham camponeses, artesãos e tecelões. De outro, está Terêncio, rei Ter, um rei que gosta de ter tudo. O livro valoriza a clareza com que as crianças são capazes de perceber os valores que realmente importam em nosso mundo.

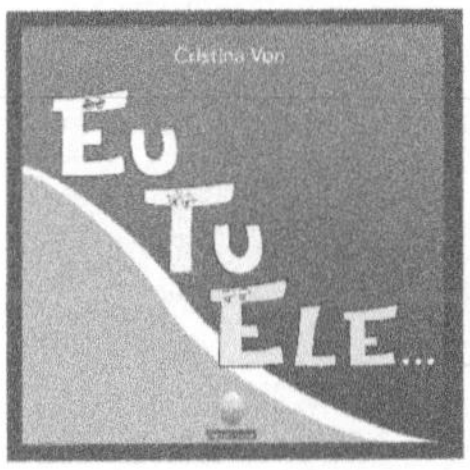

EU, TU, ELE...
Cristina Von

O livro reforça o aprendizado dos pronomes pessoais, enquanto passa ao leitor noções de respeito e solidariedade.
Em um mundo cada vez mais individualista, "Eu, Tu, Ele..." traz uma mensagem importante: o reconhecimento dos outros como parte integrante de nossas vidas.
Com texto leve e ilustrações atraentes, este livro é um convite à descoberta de si e do outro.

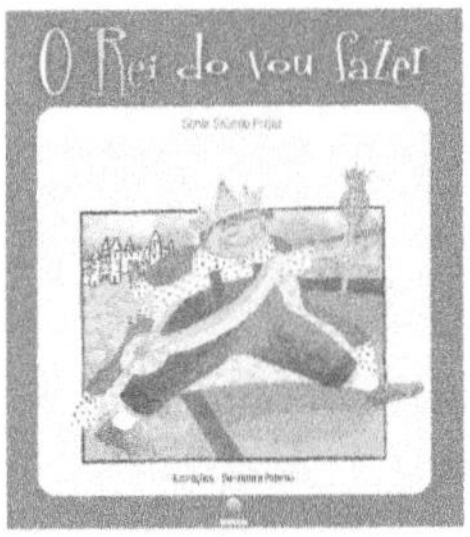

O REI DO VOU FAZER
Sonia Salerno Forjaz

Questão importante das relações sociais, neste livro a responsabilidade é abordada de forma original. Na cadência de um texto muitas vezes rimado, a autora fala do cotidiano infantil e propõe valores éticos de maneira lúdica.

Lindas ilustrações se aliam ao texto com humor e leveza.